心脏起搏器基础教程

The Nuts and Bolts of Cardiac Pacing

编　著　Tom Kenny
主　译　郭继鸿　张玲珍　李学斌

天津科技翻译出版公司

著作权合同登记号:图字:02-2007-40

图书在版编目（CIP）数据

心脏起搏器基础教程/（美）肯尼（Kenny，T.）编著；郭继鸿，张玲珍，李学斌主译,一天津：天津科技翻译出版有限公司，2009.1（2024.6 重印）

书名原文：The Nuts and Bolts of Cardiac Pacing
ISBN 978-7-5433-2338-4

I.心… Ⅱ.①肯… ②郭… ③张… ④李… Ⅲ.心脏起搏器-教材
Ⅳ.R654.2

中国版本图书馆CIP数据核字（2008）第083816号

授权单位：Blackwell Publishing Ltd.
出　　版：天津科技翻译出版有限公司
出 版 人：方　艳
地　　址：天津市南开区白堤路 244号
邮政编码：300192
电　　话：022-87894896
传　　真：022-87893237
网　　址：www.tsttpc.com
印　　刷：高教社（天津）印务有限公司
发　　行：全国新华书店
版本记录：787mm x 1092mm　16 开本　11 印张　150 千字　配图101幅
2009 年 1 月第 1 版　2024 年 6 月第 2 次印刷
定价：48.00 元

(如发现印装问题，可与出版社调换)

译者名单

主　译　郭继鸿　张玲珍　李学斌

译　者　（按姓氏笔画排序）

王　硕　王志鹏　尹军祥　朱晓明　李学斌
张　楠　张玲珍　陈　琪　赵　晶　赵兰婷
赵志宏　赵运涛　赵战勇　赵淑平　郭　飞
郭继鸿　蒋净宇　曾治宇

译者前言

1958年10月8日瑞典斯德哥尔摩市卡洛林斯卡医院的心外科医生 Ake Senning 给三度房室阻滞伴反复晕厥的患者 Arne Larsson 植入了世界第一例埋藏式 VOO 人工心脏起搏器，迄今这项治疗技术临床应用已整整50年。50年来，起搏器经历了VOO（第一代）、VVI（第二代）、DDD（第三代生理性起搏），当今已进入第四代自动化起搏器的时代。

第一代 VOO 起搏器只有固定频率的起搏功能，当时就连基本的感知功能都不具备，因此起搏器从制造车间组装后到植入人体都持续发放固定频率的起搏脉冲。植入体内后，不论患者的自主心律如何，也不管患者自主心律是否出现，起搏器总以固定的间期发放起搏脉冲，显然，起搏心律与患者的自主心律将形成并行节律。而并行心律可能带来的严重不良后果就是在心室水平发生竞争性心律失常，严重时发生致命性室颤和室速引发患者猝死。这一阶段有人将起搏器看成心脏的另一个新主宰者。当"一山存在二虎"时，两个主宰者之间的竞争性心律失常将不可避免。这一阶段人们为之冠名"人工心脏起搏器"十分贴切而名符其实。

为减少竞争性心律失常，起搏器随后增加了感知功能，有感知功能的 VOO 起搏器即为第二代的 VVI 型起搏器（按需型起搏器）。此时的起搏器是心脏真正的朋友，是只帮忙不惹事的朋友。当人体的心律（率）需要时，它能及时发放起搏脉冲，不需要时，则静态观察，按兵不动，大大提高了起搏器治疗的安全性。

第三代心脏起搏器称为生理性起搏器，相继增加了变时性功能（又称频率应答功能），出现了双腔 DDD 起搏器，其治疗心动过缓的同时，保持了房室的同步性。

第四代人工心脏起搏器就是当今的自动化起搏器，其工作的各项参数能自动调整，起搏器随时根据患者不断变化的心律而调整起搏器的最佳工作参数，使患者不经随访就能获得最佳的血流动力学治疗效果。

50年过去了，现代起搏器的功能已非昔比，甚至发展到令人难以置信的地步。就治疗的适应证而论，已从治疗缓慢性心律失常发展到治疗快速性心律失常、神经介导性晕厥、肥厚型梗阻性心肌病、顽固性心力衰竭等。就电极导线的植入部位而言，已从单腔、双腔起搏器发展到三腔甚至四腔起搏器。就功能而言，起搏器的诊断功能发展迅速，日新月异。例如起搏器的动态心电图功能，其不仅能随时滚动记录最近24小时的心律（率）图，而且监测着整个随访期的心律（率），当患者两次随访间隔时间6个月、12个月、18个月时，起搏器能将这一时间段的全部心律（率）及心律失常的情况一一记录在案，制成各种表格、饼式、柱状统计图形供选择，为医生分析患者的心律失常提供详尽的资料。心腔内心电图是诊断和揭示心律失常发生机制的重要方法，当今起搏器已经能记录各种情况下的单通道和双通道心腔内电图。此外，监测心电图的功能使临床医生能及时发现住院患者的心律失常，现代起搏器则能通过中心监测站或卫星系统，将患者心律失常的实时情况随时转发到主管医生处，这使患者心律失常发生后，自己尚未察觉，但主管医师已得到信息，做出诊断，采取相应的治疗措施。综上可以看出，当今心律失常相关的各种诊断技术都已引入人工心脏起搏器，使起搏器诊断心律失常的水平不断提高。

知晓上述情况后，人们将心悦诚服地理解为什么现在很多业内人士将人工心脏起搏器的名称改为“抗心律失常植入性装置”。显然，起搏功能只是起搏器具有的很多功能之一，而“治疗与诊断”两大功能才能显示其真正的用途及价值。

任何困难都不能阻挡人类进步的列车，每一件事物、每一项技术都在不断向前发展。对于广大的起搏器技术的初学者必须先迈出第一步，才能“海阔凭鱼跃”，必须从零开始，才能畅想“天高任鸟飞”。

《心脏起搏器基础教程》一书就是帮助初学者进入人工心脏起搏器领域这样一个浩瀚天地的“航标灯”。千里之行，始于足下。

最后，祝我们的读者通过本书的学习有所收获，也祝我们的年轻学者能够实现自己的远大抱负，“有志者事竟成”，这是颠扑不破的千古真理。

郭继鸿

2008 年 8 月 15 日

前　　言

同许多临床医生一样，最初我对心脏起搏治疗并不十分感兴趣。当时我正在重症监护室工作，对心脏病学的各方面都十分感兴趣，唯独对起搏器知之甚少，因大学教育及日后培训对起搏器均很少提及。后来，我参与临床起搏治疗工作时，才越来越深刻地认识到起搏治疗对患者的生命与健康产生的重大影响，而且发现专家们的知识多数来源于经验和信息的积累，并非来自系统的培训。

遗憾的是，当今情况并没有很大改观。医学院和护理学院对心脏起搏课程仅要求一般性了解，不要求深入掌握。有的学院甚至不设置这门课程。迫切希望掌握起搏器相关知识的临床医生，只好寻找大量的参考书，而这些参考书多数写给从事起搏专业医生的。对于初学者，尚没有一本易于查询和掌握的书能由浅入深地对心脏起搏知识进行全面及深入的阐述。

心脏起搏的相关知识比较复杂，但对肯花时间努力学习的医生来说，逐渐和系统提高这方面的知识并不困难。临床工作中要想正确理解和评价起搏器的各项功能就要像起搏器一样工作，要以“时间间期”为基础思考问题。

全世界有数以百万计植入心脏起搏器的患者，作为一名医生，我听过很多关于起搏器改变人们生活的神奇故事。例如：植入起搏器的患者又能重新参加她所喜爱的马拉松比赛；一个刚刚出生的婴儿植入小型心脏起搏器后，心率立即变得规律而稳定。了解植入起搏器患者日常生活的医生都知道，起搏器大大提高了患者的活动能力和生活质量。起搏器确实是一种非凡的治疗装置。

多年来，我把全部精力都投入到从事起搏器相关的医生、护士、技师的培训工作中。在医院工作时，我没有系统地讲述起搏相关知识。后来我成为起搏器公司的培训部主任，专门从事设计、研发、讲述起搏器相关的知识，协助临床医生让患者了解起搏治疗能获得的最大收益。

2004 年，我决定将多年来从事培训工作的经验编撰成书，简洁明了地讲述起搏治疗的相关知识，感谢 Blackwell 出版公司和我的编辑 Gina Alamond，帮助我把这一梦想变成现实。如同大多数从事起搏治疗的专家一样，我是从我的同行那里获得了大量起搏器的相关知识。在我多年的职业生涯中，许多杰出医生的帮助使我受益良多，我尤其要感谢 Orlando Maytin，Michael Chizner，Barbara Perra，Kathy King 和 Eliot Ostrow 等医生。这些医师传授给我的起搏器相关知识则是本书的主要内容。值此书即将出版之际，我衷心感谢我的医学同事，Jo Ann LeQuang，还有 Todd Cooper，Alan Yurkevicius 和 Belinda Kinkade。Belinda 曾参与我前一本起搏器应用手册的设计工作，对本书她同样做出了杰出的贡献。

出版本书一直是我憧憬的目标，为此我付出了最大努力，希望每位读者都能从本书中获益。无论您是刚开始从事起搏专业，还是已经积累了一定的经验，本书都能满足您的需要。诚挚地邀请您和我一起对起搏器相关的重要课题进行不断深入的研究和探讨。

Tom Kenny

2005 年 2 月 10 日

目录

1 第一章

正常心脏

1* 人体心脏的大小如同自己紧握的拳头，是复杂循环系统的核心部分，通过循环系统，人体把生命所需的氧和营养物质输送到全身各个器官，并且排除二氧化碳等废物。单体动物，如昆虫，有一个开放的循环系统，心脏直接通过体腔泵血而流经各组织器官。结构更复杂的动物，包括所有脊椎动物，都有一个封闭的循环系统，心脏通过脉管系统将血液输送至全身各器官系统。人体的脉管系统更为复杂，其与心脏的功能密切相关，我们经常提到"心血管系统"或CV(cardiovascular)系统，其并非只包括心脏。

血液在人体心血管系统中不停地流动，氧气和二氧化碳则通过血管壁扩散至组织间隙而进行交换。如此复杂的人类循环系统由两个相互密切联系的血管网组成：一个是肺循环系统，静脉血流经肺得到充分的氧合变为动脉血；另外一个是体循环系统，将动脉血输送到全身各个肌肉、组织和器官，为它们输送氧气和营养物质。

心脏就是这个复杂的循环系统的核心。从最基本的功能来说，健康的心脏是一个高效能的机械泵，它以约70次/分的频率在人体一生中不停地跳动。循环系统能把含氧丰富的血液运送到机体所需的地方。心脏搏动具有自律性，耗氧量增加时其搏动频率加快，需氧量减少，休息或睡眠时，搏动频率减慢。

心脏是肌性器官，包括四个心腔：上下各有两个心腔(图1.1)，上面的心腔是心房(取房子或门廊之意)，心房壁较薄，体积较小，是血液进入心脏时首先到达的心腔，是心脏的"门廊"。下面的心腔是心室，室壁较厚，大部分由肌肉组成，其节律性收缩和舒张完成着心脏的泵血功能。

我们可将上述各部分分别称为心房

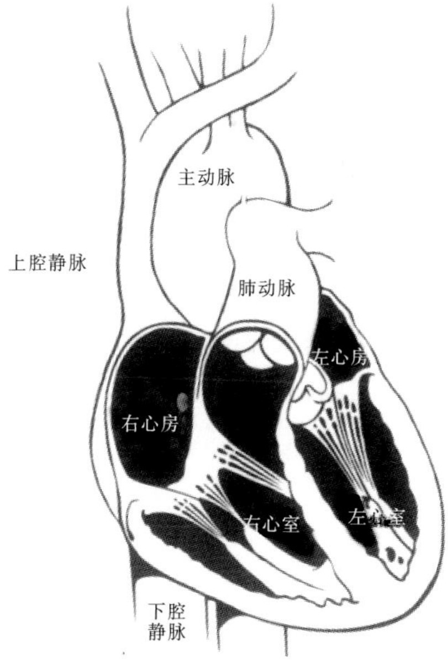

图1.1 心脏的四腔和大血管解剖示意图 上下腔静脉把含氧量低的静脉血运送回心脏，主动脉把含氧丰富的动脉血从心脏运送至全身各处

* 原英文版 页码(备索引使用)

和心室或上下心腔(心脏物理位置的上和
2 下),或左心和右心。右心由右心房和右心室组成,房室之间经三尖瓣相通。静脉血由外周流回心脏时,首先通过上、下腔静脉(人体最大的静脉)进入右心。右心室将这部分静脉血(含氧量极少)通过肺动脉后泵入肺脏,经过气体交换,成为含氧量丰富的动脉血,并经肺静脉流回左心。

含氧丰富的动脉血经肺静脉进入左心房和左心室,二者经二尖瓣相通。左心室收缩后经主动脉及其分支把动脉血泵向全身各组织和器官,形成体循环系统。

临床医生常规将起搏器和植入式心脏转复除颤器 (implantable cardioverter defibrillation,ICD)的电极导线植入右心,其中心房电极导线顺血流方向送入右心耳,心室电极导线经三尖瓣到达右心室。传统的起搏器和 ICD 系统将心室电极导线植入右心室有效起搏后引起整个心脏的收缩。最近的心脏再同步化治疗 (cardiac resynchronization therapy,CRT) 则需将心室起搏电极导线放置在左室和右室,植入手术的医生因而面临着一些技术上的挑战。因为常规经静脉植入的心室电极导线不能到达左心室,左室电极导线只能经主动脉植入,其与左心室正常射血的方向相反(即逆行)。CRT 及其电极导线植入技术已超出本书的讨论范围,此处仅略加说明,使读者对其有一基本了解。

心肌细胞

心脏通过节律性收缩实现其泵血功能,该收缩过程前的电活动称为“除极”。除极是心肌细胞水平的电活动,其有助于理解心脏如何跳动。与其他肌肉活动(受大脑支配)不同,心脏搏动具有自律性,一定程度上不受大脑支配。自律性的实现依赖于心肌细胞的收缩以及它们之间的相互联系。

人体健康的心脏主要由心肌细胞 (肌细胞)和特殊传导系统细胞(电学细胞)组成,心脏通过心肌细胞的机械收缩实现其泵血功能。

心肌细胞呈圆柱形,末端分出一个或多个分支。心肌细胞间通过闰盘相互连接,有助于细胞间电激动的传导(图 1.2)。

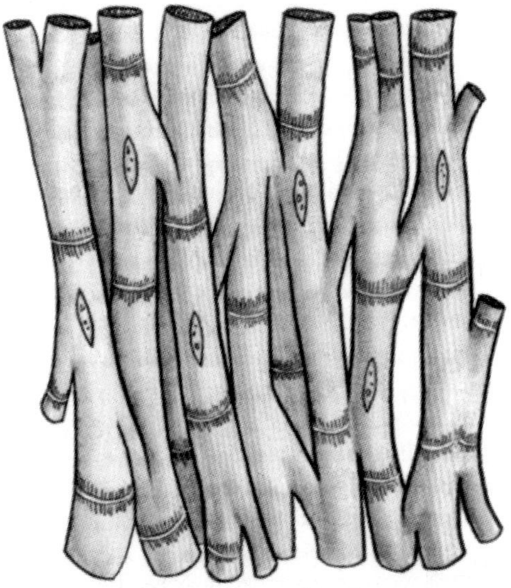

图 1.2 呈圆柱形的心肌细胞 心肌细胞的收缩和舒张引起心脏的缩小或扩张,闰盘是心肌细胞间的连接结构,其包括在心肌细胞间快速传导电激动的缝隙连接

闰盘如同三明治的夹心,把两个心肌细胞连接起来。心肌细胞如同树枝,闰盘将其连接成心脏这棵大树。

心肌细胞电激动的速度传导不如特殊传导系统细胞快,但心肌细胞有伸长、缩短和恢复初长度的能力。这种舒张并快速收缩复原的特性,即心肌细胞的收缩性, 3
其舒张时将血液摄回心脏,随后用力收缩再将血液泵出心脏。

心肌的收缩性受多种因素影响。物理因素(运动、情绪激动和发热)和某些药物

（拟交感活性药物，如洋地黄）可增强心肌的收缩性，使心脏搏动更加有力。同样，一些疾病因素（如中风、甲状腺功能减退或高钾血症等）和某些药物（β受体阻滞剂、奎尼丁、普鲁卡因酰胺、输入过量钾等）能降低心肌的收缩力（表1.1）。

表 1.1　影响心肌收缩力的各种因素

	增强心脏收缩力	减弱心脏收缩力
拟交感活性药物（洋地黄、溴苄胺）	×	
β受体阻滞剂		×
奎尼丁		×
普鲁卡因酰胺		×
高钾血症		×
血容量减少	×	
贫血	×	
低钙血症		×
甲状腺功能减退		×
情绪	×	
静脉回流量增[illegible]	×	
中风		×
发热	×	
[illegible]	×	
[illegible]	×	
[illegible]	×	

[illegible]缩。心脏搏动不是一次简单的心肌细胞的收缩，而是心脏结构相互的精细配合，四个心腔按时间顺序收缩、舒张而共同完成（图1.3）。

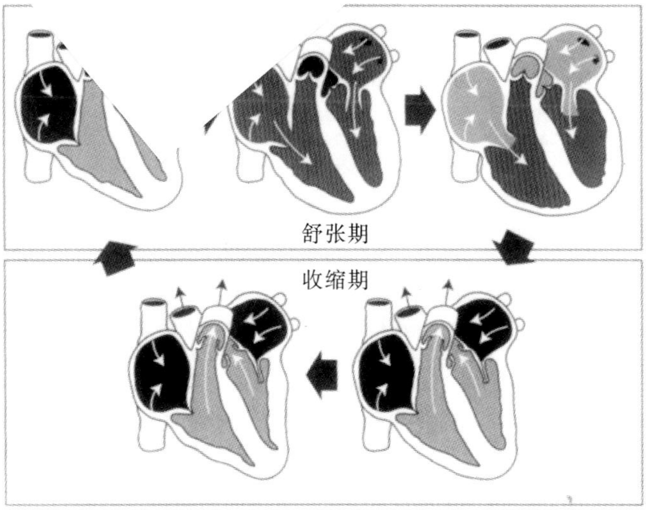

图 1.3　心脏的舒张期和收缩期　心室舒张期，心室开始舒张并充盈。随后是心室收缩期，将心室腔内的血液泵出心腔。心房收缩帮助心室进一步充盈。瓣膜的关闭和开放能确保血液按顺序通过心脏

心脏舒张期，心室腔内压力降低、房室瓣开放，血液回流充盈心脏，此期称为心室被动充盈期。一次电活动后，心脏则开始其顺序性收缩和舒张。

心室舒张期末时，心房开始收缩，此期称为心房收缩期，此前心室已被动充盈，心房的收缩将使更多的血液回流入心室，形成对心室充盈的补充（心房辅助泵作用）。心室舒张末期，心房收缩为其提供了更充足的血液，随后房室瓣关闭，血液在收缩期不能返流至心房。

等容收缩期后，心室肌细胞开始复极，此时心室肌的强力收缩，结果，右心室射血到肺动脉进入肺循环，左心室射血到主动脉进入体循环。心室收缩是心脏最强的机械活动，对应于心电图 QRS 波群之后。

心室收缩后，开始舒张，此期心室肌细胞迅速恢复原来静息状态的初长度。随之心室开始被动充盈，进入下一个心动周期，上述过程周而复始，循环往复，形成规律性的心脏搏动。

一次正常心脏电活动在心电图表现为 3 组不同的波及连接各波的等电位线（图 1.4）。通常将心房除极作为心动周期的开始，心房除极表现为 P 波，心室除极形成 QRS 波群，心房除极和心室除极之间有短暂的静息期，形成 PR 间期。一般情况下， 4
心室的除极活动强于心房，因此 QRS 波群的振幅高于 P 波振幅。QRS 波群由 3 个独立波组成，代表心室的除极，即 Q 波、R 波、S 波。QRS 波群之后持续时间较短的等电位线代表心室除极后的静息期。随后是 T 波和 U 波，代表心室的复极过程，T 波或 U 波的终点至下一次 P 波起点之间的等电位线代表心室肌细胞恢复至静息状态。

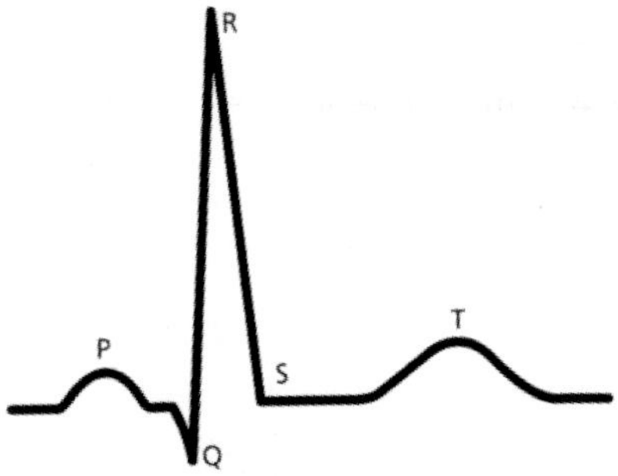

图 1.4 体表心电图的主要波形 P 波代表心房除极，P 波后有一很短的等电位线，其后是心室除极的 QRS 波群，随后心室开始复极，心电图表现为 T 波。心室除极在心动周期中产生“最大”的电能，形成心电图的 QRS 波

心脏泵功能

正常心动周期包括心房和心室的收缩期和舒张期。心动周期的精确协调使心脏有效的泵血功能得以实现，心室被动充盈加上心房的辅助泵作用，确保最大量的血液流入心室并被泵出。心室舒张时（被动充盈）接受大量血液，这种舒张使其后的收缩更为强烈（根据 starling 定律，心肌伸展越充分，快速收缩的弹力就越大，如同橡皮带被拉长一样）。正常工作状态下，心脏的瓣膜（三尖瓣、二尖瓣、肺动脉瓣和主动脉瓣）适时地开放和关闭，使血流顺序通过或被阻止。

正常心脏通过血管系统运输血液进出心脏。冠状动脉系统是一个独立的血管网，其将含氧血液输送给心肌自身，是心脏给予自身供应营养物质的循环系统。冠状动脉发生疾病（coronary artery disease，CAD）时，这些血管将发生闭塞或破坏，使心肌失去正常工作所需的氧供。

正常心脏能使全身血液在体内连续
不断地循环。当机体耗氧量增多时，心脏 5
常通过提高心率来提高心输出量，进而满足机体所需的氧耗。理想状态下，心脏能为机体供氧并交换体内代谢产物。对于这样一个复杂的系统，很多因素都能影响和损害心脏的活动。我们把心血管系统(心脏及血管)一些主要病变概述如下：

冠状动脉疾病 冠状动脉疾病(CAD)是指营养心肌自身的动脉狭窄而引起的心脏疾病，典型者由高脂血症(胆固醇和血小板聚集)所致，这将影响心脏的功能。严重时，冠脉血流受阻而引起相应的供血区域心肌缺血，甚至坏死。冠状动脉搭桥术(coronary artery bypass graft，CABG)是冠状动脉闭塞后最为经典的治疗方法之一。

心力衰竭 心力衰竭是指心肌有效的泵血功能逐渐下降。尽管心力衰竭有多种表现形式，但均表现为心脏泵血功能的减退。某些患者的心肌松弛并扩张，形成所谓的扩张型心肌病(dilated cardiomyopathy，DCM)。而另一些患者，如肥厚型心肌病(hypertrophic cardiomyopathy,HCM)患者，其心室壁增厚到一定程度时，心脏不仅不能正常收缩，而且不能为自身提供足量的血液。心力衰竭的治疗首选药物治疗，但对部分心衰患者(符合 CRT 适应证)心脏再同步化治疗(cardiac resynchronization therapy，CRT)可能更有效。

传导异常 心脏的主导节律点的自律性及传导系统出现异常时，将发生心脏传导及节律异常。这种情况时，心肌收缩能力可能正常，但电激动传导的异常使心脏不能正常收缩和舒张。心律异常是下一章介绍的主要内容(起搏器植入适应证)。

参考文献

1.Huszar RJ. Basic Dysrhythmias；Interpretaion and *Manage* ment. St Louis，MO：C.V.Mosby，1988.

本章要点

- 人体心脏包括四个心腔，通过复杂的血管系统发挥其泵血功能，完成全身的血液循环。
- 心脏分为上面腔(心房)和下面腔(心室)或右心腔(右心房和右心室)和左心腔(左心房和左心室)。右心腔通过肺动脉将静脉血泵入肺，而左心腔接受动脉血，并通过主动脉将其泵向全身各组织器官。
- 将起搏电极导线植入右心腔(常规)比左心腔更容易。
- 心脏“跳动”时，心肌细胞的收缩又称为“除极”。
- 心脏主要由心肌细胞(参与机械收缩)和传导系统细胞(传导电激动)构成。
- 心肌收缩力受多种因素的影响，包括运动、药物和发热。
- 心动周期分成四期：(1)心房收缩期：心房收缩，心室仍然处于舒张状态；(2)静息期；(3)心室收缩期，此期心房舒张，而心室将血液泵入主动脉至全身各处；(4)静息期。
- 体表心电图形象地记录了心脏的电活动。P 波代表心房除极，其后高大的 QRS 波群代表心室除极，随后的 T 波代表心室的复极，或者说代表心室恢复到静息状态。
- 心脏收缩期是指心脏收缩做功的时间，心脏舒张期是指心脏舒张的时间。心脏泵血时测定的血压为收缩压，心脏舒张期测定的血压为舒张压。
- 冠状动脉疾病是因冠状动脉(心肌自 6

也被称为“起搏细胞”,它是心脏天然的起搏器。当心脏传导系统受损后,需要植入人工心脏起搏器维持心脏正常的搏动。

窦房结发出的兴奋经心房内的优势传导路传至房室结,房室结由一群高度特异的细胞组成,位于房间隔的右下部并靠近冠状窦口。房室结就像一个电传导延迟的中转站,兴奋在房室结短暂停滞后继续下传给心室。这种停滞以毫秒为单位计算,120 毫秒左右的延迟使心房比心室提前收缩与舒张。

兴奋从房室结向下经希氏束传导到左、右束支,最后经浦肯野纤维到达心室肌, 该系列室内传导系统称作希浦系统。希氏束位于最上方, 连接房室结和左、右束支。左、右束分别沿室间隔的左、右两侧下行,将兴奋传入心室。进入到心室后左、右束支逐渐分为很多更细的分支,形成浦氏纤维网,最终将兴奋传导给心室肌细胞(图 2.2)。

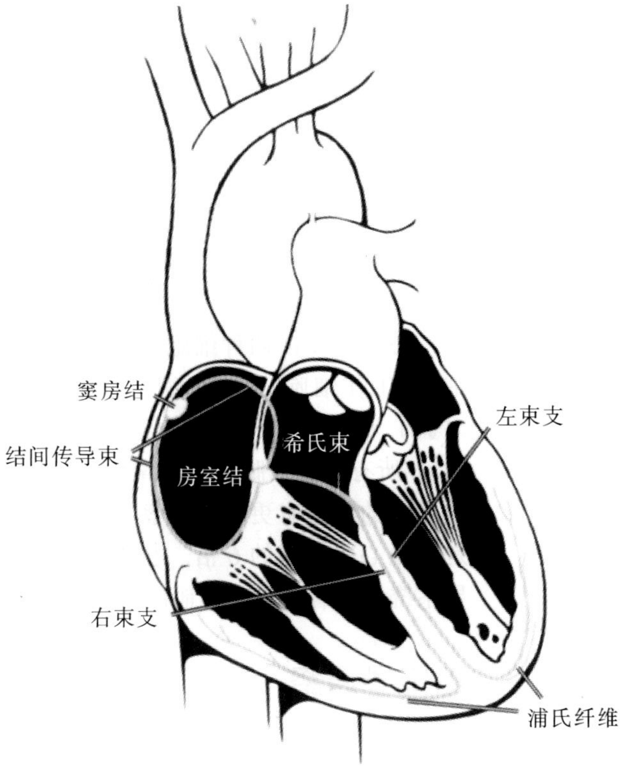

图 2.2　心脏传导系统的构成　窦房结发出的兴奋经心房传到房室结,然后由希氏束传到左、右束支,左、右束支分别在室间隔左、右两侧下行,逐渐分为细小的分支而形成浦氏纤维网, 最后到达心室底部。浦氏纤维网再将兴奋传递给心室肌细胞

随着兴奋在心脏内的传导,普通心肌
9 细胞(同样具有传导性,但速度较慢)开始
收缩。心脏并不是整体一起收缩,而是按
照心房先收缩、停顿、再心室收缩、再停顿
的顺序。要维持这个顺序,兴奋在心内必
须按照特定的方式传导。

窦房结细胞发出的兴奋经心房快速下传至房室结(约 0.003 秒)。在房室结,兴奋传导延迟时间比较长(0.06~0.12 秒),使心房先于心室收缩。兴奋通过房室结后传导速度再次加快, 在希浦系统快速传导(0.03~0.05 秒)。兴奋几乎同时到达心室不同部位的浦氏纤维末梢,传递给普通心室肌细胞。

细胞的除极与复极

所有心肌细胞都由半透细胞膜覆盖,使特定的离子可以进出细胞。窦房结发出的兴奋在心脏内传导的过程,主要是钠、钾离子跨膜流动引起膜电位变化的结果。

心肌细胞内外离子浓度不同,使细胞具有跨膜电位,其大小可以用电压表示(mV)。

静息状态下,心肌细胞内液含有浓度较高的阴离子,而细胞外液含有浓度较高的阳离子。细胞内外的离子浓度差使细胞膜处于“极化”状态。细胞膜内带有负电荷,膜外带正电荷,结果在细胞膜的两侧形成了正负两极。在这种“极化”状态下可以测到的跨膜电位差称为“静息膜电位”。普通心肌细胞的静息膜电位较高,而窦房结及房室结细胞的静息膜电位相对较低。

当有兴奋刺激心肌细胞时,细胞膜对带正电荷的钠离子通透性增加。阳离子流入细胞,使细胞内的负电荷减少,膜电位降低。当去极化到达阈电位时,快钠通道开放(允许钠离子快速通过),钠离子的大量内流使细胞内液带有正电荷,且电位高于细胞外液。细胞的极化状态发生反转,发生了细胞的去极化(也称除极)。

除极随后引起心肌细胞的收缩,同时细胞内钾离子开始外流,这种外向离子流使心肌细胞逐渐复极:恢复细胞内负外正的状态。

复极过程实际要比上述复杂很多,关系到钾、钠、钙等多种离子通道的变化。但我们旨在理解心脏传导系统的工作原理,因此只需了解除极化和复极化是一个涉及跨膜离子流的细胞活动即可。

大部分心肌细胞都有快钠通道,这使细胞可以快速除极。窦房结和房室结细胞不具有快钠通道,取而代之的是慢钙钠通道。这种通道同样可使阳离子进入细胞内,不同的是速度比快钠通道慢很多。所以窦房结和房室结细胞的除极速度比其他细胞要慢很多。

动作电位

通过动作电位曲线可以形象地描述细胞的除极与复极过程,动作电位曲线由 10
5 个时相组成(从 0 相到 4 相)(图 2.3)。

0 相:即除极相,兴奋刺激心肌细胞引起钠内流,当去极化到达阈电位时,引起快钠通道开放,钠离子大量进入细胞内,使细胞内液带有正电荷(静息状态下带负电荷)。此时膜内电位比膜外电位高 20mV 左右。心肌细胞开始收缩。

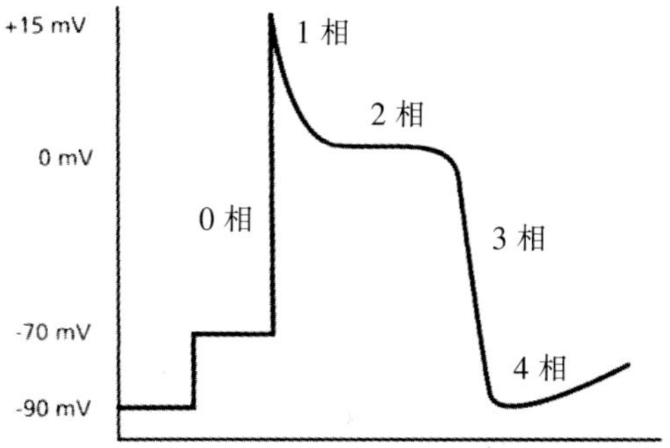

图 2.3 动作电位曲线的 5 个时相(0~4 相) 正常时心室肌细胞的静息膜电位约 −90mV。心室除极相(0 相)时膜电位由静息状态的负值转为正值。平台期停滞于接近 0mV 的等电位状态,4 相时恢复静息膜电位

1 相:即“快速复极期”。此时快钠通道已失活而关闭,钠离子不能继续进入细胞内。钾通道开放,钾离子的快速外流使膜

电位下降到 0mV 左右。

2 相：即“平台期”。此期涉及一系列跨膜离子流，跨膜电位停滞于接近 0mV 的等电位状态。钾通道、慢钙通道的开放使钾外流的同时伴有钙内流。此期心肌细胞缓慢复极。

3 相：即“快速复极末期”，以膜电位快速下降到-90mV 左右为特征。此期主要是钾离子快速外流造成膜电位的复极。细胞恢复膜内电位为负，膜外电位为正的静息状态使复极完成。

4 相：为两次动作电位中间的时相，虽然细胞膜电位稳定于-90mV 的静息电位水平，但细胞内外的离子平衡尚未恢复，细胞内高钠而细胞外高钾。此时细胞膜的“钠钾泵”启动，泵出钠离子，泵入钾离子。这个复杂的过程是为保持两次动作电位之间静息膜电位的稳定。

除极如何引起心脏收缩

任何一次心肌细胞的除极（即电位平衡的变化）都将引发相邻细胞的除极。因此一个心肌细胞的兴奋可以传导至整个心脏，引起心脏收缩。心肌细胞有规律的除极和复极，产生规律的生物电变化，在体表一定部位记录到的心电变化的波形称为心电图（ECG 或 EKG）。

只有细胞适时地回应刺激才能使心肌规律的收缩和泵血。因此心肌细胞具有不应期，即细胞有时处于无兴奋性的状态。换言之，只有特定时间内的刺激才能引起心肌细胞兴奋。

心肌细胞不应期包括两个时相。第一时相是绝对不应期（ARP），在此期内心肌细胞尚未复极化，任何刺激都不能引起新的动作电位。第二时相是相对不应期（RRP），此期内应用大于 2 倍正常阈值的刺激才能引起新的动作电位。

在动作电位曲线上描绘不应期时，绝
对不应期包括 0 相至 3 相前半部。相对不 11
应期相当于 3 相的后半部。在 3 相与 4 相的交界处有一很短的间期称为“超常期”，超常期内，用低于阈值的刺激即可引起新的动作电位。超常期后进入 4 相，该期内正常阈刺激可引起动作电位，即细胞处于“兴奋期”（图 2.4）。

自律性

心肌比身体其他器官的独特之处在于它能自动地、按一定节律发放兴奋，这种能力称为自动节律性。窦房结细胞有较强的自律性，可以有节律地发放兴奋，并经传导系统将兴奋传导至整个心脏。

心肌细胞自动除极的频率取决于 4 相自动化除极的速度。窦房结细胞的动作电位曲线 4 相的斜率较大，心肌工作细胞 4 相的斜率相对平坦，斜率越大除极速度也就越快（图 2.5）。

交感神经兴奋性增加时、儿茶酚胺的增高可使心肌细胞动作电位的 4 相斜率加大，心肌细胞自律性增高；副交感神经兴奋及某些药物（利多卡因、普鲁卡因，奎
尼丁等）可以降低心肌细胞动作电位 4 相 12
的斜率，使心肌自律性降低。这就是药物能使心率提升（交感兴奋，儿茶酚胺增加心律），也能使心率降低的机制（副交感兴奋，奎尼丁等）。

窦房结 P 细胞不是心脏内唯一的自律细胞。实际在房室结、希浦系等都有自律性细胞。但正常情况下，窦房结细胞的自律性最高。

一旦窦房结发出兴奋，其他自律细胞

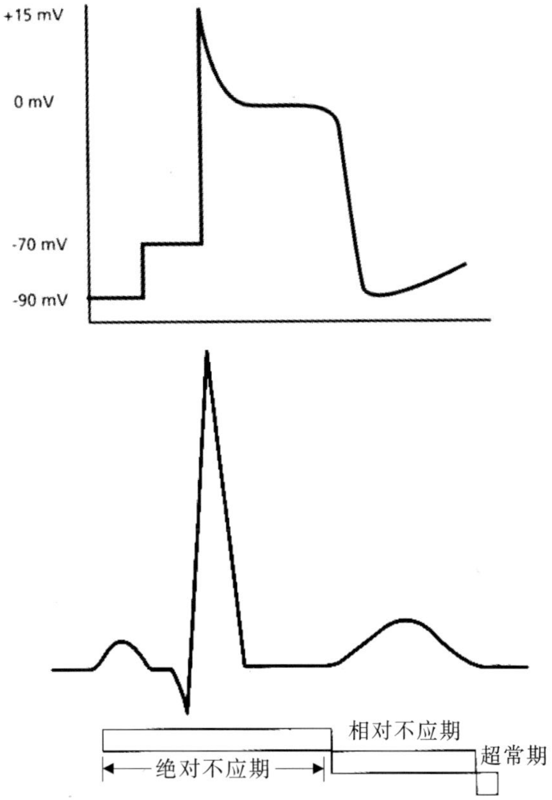

图 2.4　动作电位曲线与心电图的对应关系　心室除极波对应的膜电位由负向正转变的过程。T 波对应心肌细胞的复极

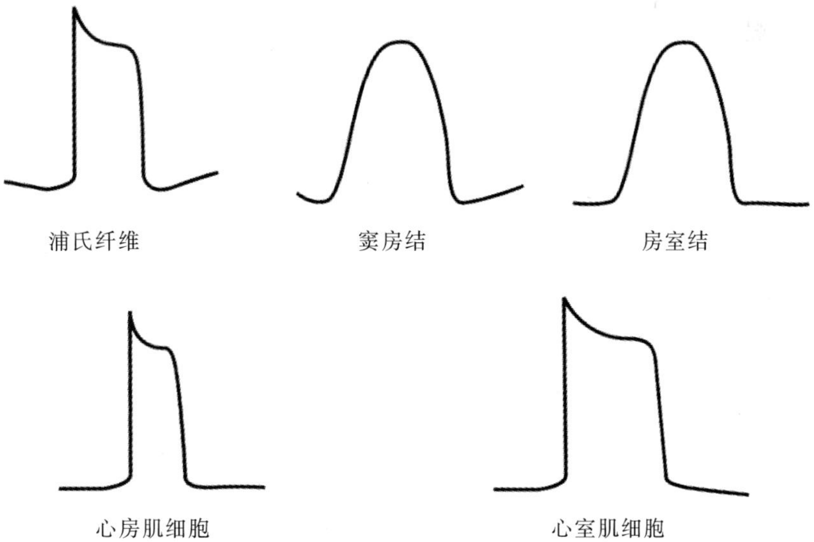

图 2.5　特殊传导系统及不同部位心肌细胞不同的动作电位曲线　图 2.4 所示的动作电位曲线是心肌细胞整体的动作电位曲线

的自动化除极将不再出现，这称为窦房结的“超速抑制”。也就是说，心脏能接受的兴奋每次只有一个，而且只有自律性最高的起搏点能起搏心脏。慢速的起搏点也能发出冲动，但落入细胞的不应期内而无法引起兴奋的扩布。所以窦房结是心脏的主导起搏点。当窦房结功能受损时，其他潜在起搏点取而代之发放兴奋，称为“逸搏心律”。一般情况下逸搏心律比窦性心律慢。

传导系统功能异常

窦房结是心脏的正常起搏点，兴奋发出后经传导系统下传心室。传导系统是指挥心脏收缩的生物电系统，其受很多因素的影响。传导系统功能障碍所致的心律失常多发生在器质性心脏病的患者，也可发生在正常心脏。

心律失常包括心动过缓和心动过速两大类。心动过缓常引起疲劳、头晕、晕厥及不适感；心动过速的症状更加典型，常表现为心悸、心率快、胸壁冲击感、眩晕及意识丧失，在极端情况时(心室颤动)可致猝死。

心律失常分成三种主要类型：第一，窦房结功能异常，即窦房结不能正常发出兴奋。表现为窦性心动过缓和逸搏心律。

第二，房室传导阻滞，即房室传导延缓甚至完全阻滞。这种情况下，窦房结可能功能正常，但兴奋在传导系统中的传导发生延迟甚至完全阻滞。窦房结失去了对心室的控制，而必须由低位起搏点兴奋心室而导致心动过缓。房室传导阻滞也使房室之间失去了正常的激动顺序，心脏不能以最有效的方式泵血，患者易出现疲劳、气短、眩晕等症状。

第三，心内存在异常折返环路所致的心律失常。正常情况下，传导系统从窦房结起始，延伸到心室后将兴奋传递给心室肌细胞。如果在房室结内或房室之间形成折返环路时，则一次兴奋可在环路内反复折返，激动心房或心室，产生心动过速。

心动过速一般常用激动异常起源的部位命名，如房性心动过速是起源于心房的心动过速，室性心动过速起源于心室。房性心动过速的激动经房室结下传心室，也能引起快速的心室率。室上速是指所有起源于心室以上（包括心房和房室结)的心动过速。

心律失常可为偶发、阵发或持续性发作。患者常以一种心律失常为主，但也可能同时发生多种心律失常。若患者发作突然，无论是否伴有症状都使诊断变得更加困难。

本章谈到的心律失常主要分类列在表 2.1 中。定义并不一定完整但具有临床指导性。

参考文献

1 Fogoros RN. *Electrophysiologic Testing: Practical Cardiac Diagnosis Series.* Cambridge, MA: Blackwell Science, 1994.

2 Huszar RJ. *Basic Dysrhythmias: Interpretation and Management.* St Louis, Mo: C.V. Mosby, 1998.

表 2.1 心律失常的分类

14 心动过缓(图 2.6)	包括所有的缓慢性心律失常
病态窦房结综合征	窦房结病变导致功能减退,表现为窦性心动过缓、心律不齐或窦性停搏
房室阻滞	激动在房室结(部分或全部)阻滞引起的心动过缓及房室收缩不同步
一度房室阻滞(图 2.7)	轻度的房室阻滞,激动在房室结发生异常的传导延缓,但每个心房激动都能传导至心室(房室比 1:1),心电图表现为 PR 间期延长
二度房室阻滞(图 2.8、2.9)	心房激动不能全部下传心室,二度房室阻滞分为两型;I 型(文氏型)的典型表现为 PR 间期进行性延长，直至一个 P 波受阻不能下传心室;II 型的典型表现为心房激动传导突然阻滞，但 PR 间期恒定不变,常有固定的下传比例,如 2:1 阻滞(每 2 个 P 波脱落 1 个 QRS 波)
三度房室阻滞或完全阻滞(图 2.10)	全部心房激动均不能下传心室,形成房室分离
心动过速	包括全部快速性心律失常
房性心动过速	心房起源的快速性心律失常,房性心动过速下传心室可导致快速的心室率
心房扑动	特殊类型的房性心动过速，心电图表现为心房激动形成规律的锯齿状扑动波,频率>250~350 次/分。房室传导正常者可产生快速的心室率
心房颤动(图 2.11)	特殊类型的房性心动过速,心房率极快>300 次/分,与房扑不同,房颤时心房率不规则。房室传导正常者伴快速心室率,且房室收缩不同步
阵发性房颤	偶发或频发房颤,可自行终止,常无症状
持续性房颤	房颤不能自行转复但经干预治疗后可终止
永久性房颤	任何尝试都不能使房颤转复为窦性心律。房颤的病程逐渐进展,从阵发性进展为永久性房颤
室性心动过速	心室起源的快速心律失常,多数因折返机制引起,对药物治疗的敏感程度不一
心室颤动	致命性心律失常,心室率>285 次/分,若不及时干预 4~5 分钟即可致死,是心源性猝死的主要原因之一
室上性心动过速	心室以上部位(心房及交界区)的心动过速统称室上速,房室传导正常者常伴随快速心室率。
慢快综合征(图 2.12)	继发于缓慢性心律失常的快速性心律失常

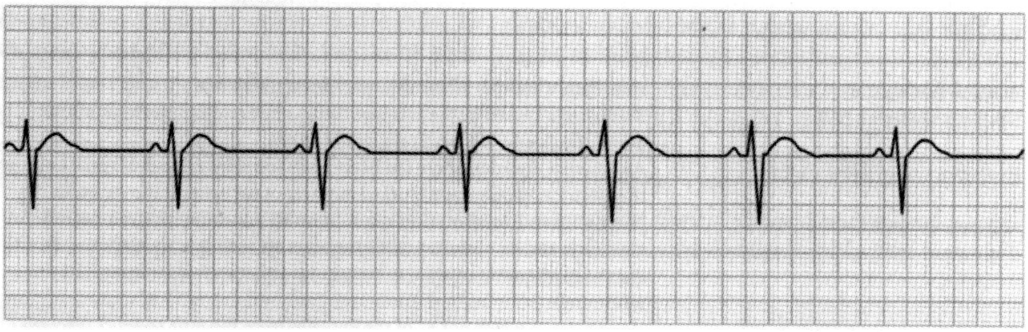

图 2.6 窦性心动过缓 各波形态基本正常,心率<60 次/分

15

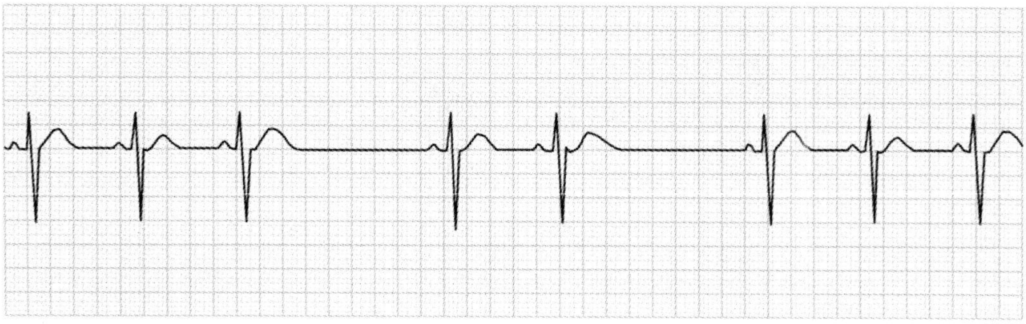

图 2.7 窦性停搏 心电图出现二次长间歇,中间没有窦性 P 波出现。间歇较短时患者常无症状

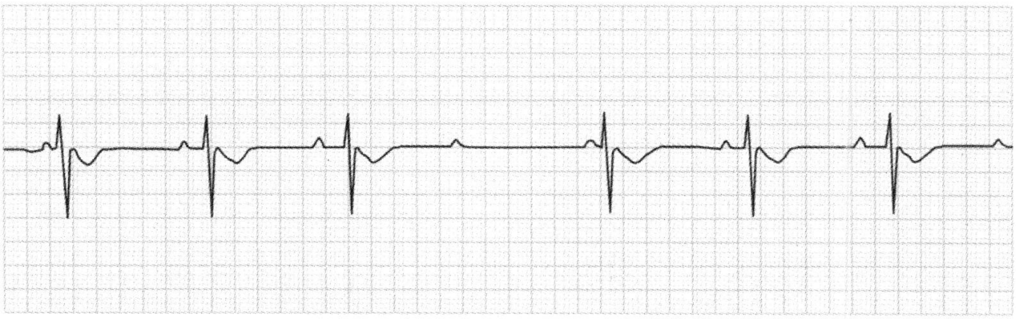

图 2.8 二度Ⅰ型房室阻滞 窦房结发出的激动不能全部下传至心室,PR 间期进行性延长, 直至一个 P 波受阻不能下传心室,脱落后的第一个 PR 间期较短,其后 PR 间期逐渐延长,直至脱落而形成文氏周期

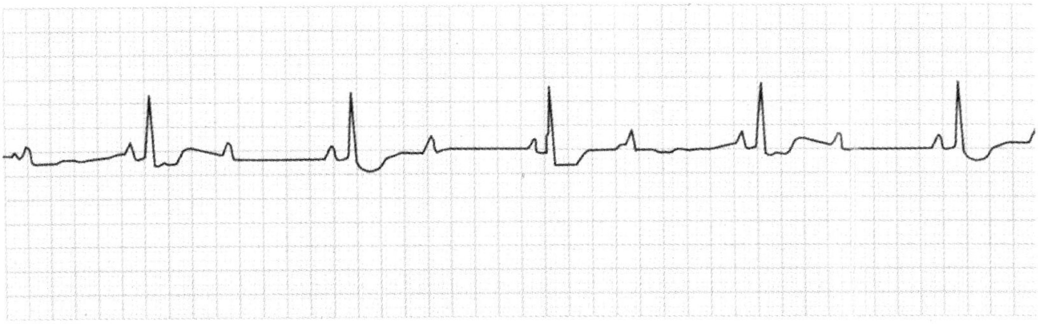

图 2.9　二度Ⅱ型房室阻滞　心电图表现为心房激动的传导突然被阻滞，但 PR 间期固定不变，并常有固定的下传比例。如 2:1 二度Ⅱ型房室阻滞是每两个 P 波后脱漏一次 QRS 波

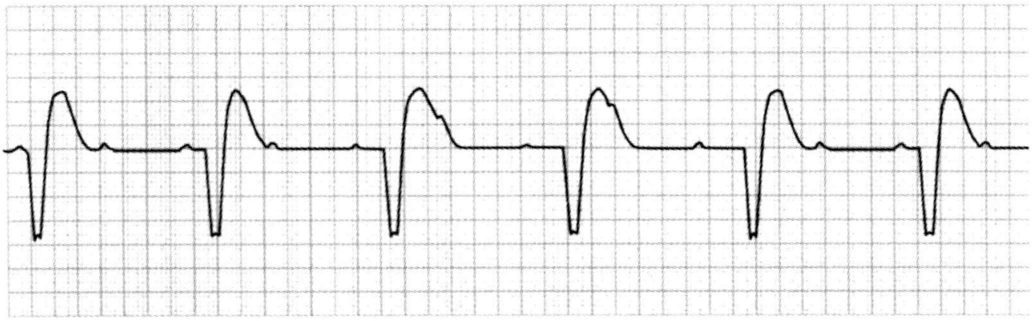

图 2.10　三度房室阻滞　最严重的心脏阻滞，全部心房激动均不能下传心室，即完全性房室阻滞，形成房室分离。三度房室阻滞的患者即使无症状也需要安装心脏起搏器

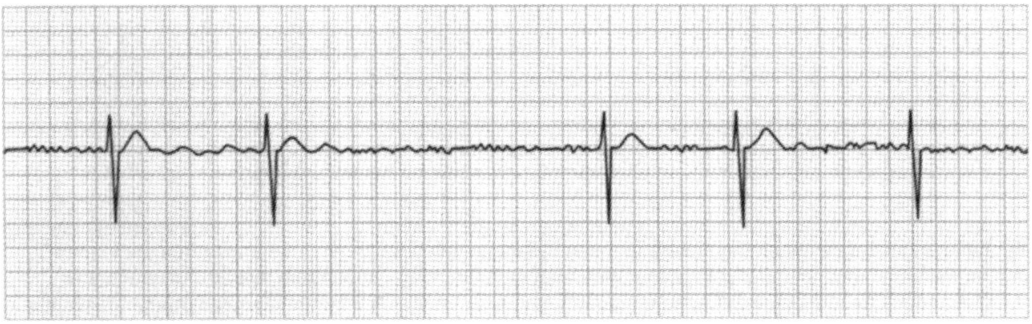

图 2.11　心房颤动　P 波消失，代之的是快而不规则的 f 波，f 波的形态与振幅均变化不定，心室率绝对不规则，有时房颤也能引发快速心室率

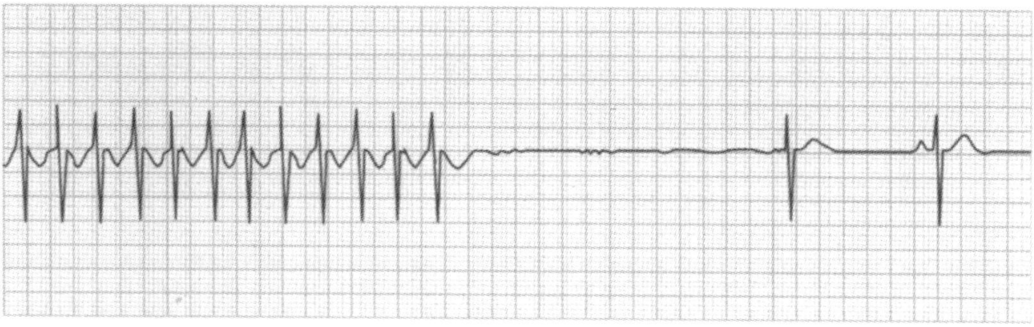

图 2.12 慢快综合征 继发于缓慢性心律失常的一种快速性心律失常，本图为室上速发作终止后出现的缓慢性心律失常

17 **本章要点**

- 心脏自律细胞间通过缝隙连接进行电传导。
- 正常情况时窦房结发放兴奋,并通过传导系统把兴奋传导到其他心肌细胞。
- 窦房结发放的兴奋经心房传导到房室结,在房室结内短暂延迟后继续下传心室。
- 所有心肌细胞都由半透膜覆盖,膜上有特定的离子可以进出细胞。心肌细胞内外离子浓度差使细胞具有跨膜电位。静息膜电位约-90mV。
- 兴奋刺激心肌细胞使细胞膜对钠离子的通透性增加。钠离子流入细胞,细胞内负电荷的减少使膜电位降低。快钠通道的开放使细胞膜内电位高于膜外。细胞的极化状态发生反转,称为去极化。
- 心肌细胞兴奋产生的动作电位由除极和复极组成,共 5 个时相,分别称为 0、1、2、3、4 相。
- 心肌细胞的不应期包括:绝对不应期(任何刺激都不引发动作电位) 和相对不应期(大于 2 倍正常阈值的刺激才能产生动作电位)。
- 心肌能自动地、按一定节律发放兴奋的能力,称为自动节律性。窦房结细胞有较强的自律性。
- 心律失常包括缓慢性心律失常和快速性心律失常。
- 心律失常分成三种主要机制:窦房结功能异常、传导阻滞和折返。
- 常用异常激动起源的部位命名心动过速,如:房性心动过速是指起源于心房的心动过速,即使伴有快速心室率时,也称为房速。
- 心律失常可为偶发、阵发或持续性发作。患者可同时服用多种心律失常及并存。

(郭飞 王志鹏 译)

第3章

起搏适应证

起搏器植入前,先要明确患者是否能从永久性起搏器的植入中获益,需要评估患者的症状、病因、药物治疗、合并症、年龄等各种因素,进而确定起搏器是否能改善患者的病情。新的临床研究和起搏治疗相关技术的发展拓宽了起搏器植入的适应证。

植入起搏器的决策需综合各种因素后而决定,美国心脏病学会(ACC)、美国心脏协会、以及美国心律学会(HRS)在心脏起搏器和抗心律失常装置植入指南中制订了植入适应证的分级标准(表 3.1)。

表 3.1 ACC/AHA/HRS 起搏器植入适应证的分级

适应证分级	意　义
I 类	已证实或一致公认该治疗措施有益、有用和有效
II 类	治疗措施的有用性和有效性的证据尚有矛盾或存在不同观点
IIa 类	有关证据或观点倾向于有用和有效
IIb 类	有关证据或观点尚不能充分说明有用和有效
III 类	已证实或一致公认该治疗措施无用和无效,并对有些病例可能有害,不推荐应用

永久性起搏器植入的适应证包括:缓慢性心律失常伴有症状(有客观证据),心率缓慢(低于正常心率)伴有临床症状,如晕厥、轻度头痛、眩晕、脑供血不足所致的意识障碍(confused states)、乏力、运动耐量下降、低血压、胸闷不适或心力衰竭。

临床症状与缓慢性心律失常是否有关非常重要。24 小时动态心电图、心电监护、心电图、运动试验,甚至心内电生理检查都有益于明确诊断。

无症状的缓慢性心律失常不是植入永久性起搏器的 I 类适应证。心动过缓可以是生理性的,如处于巅峰状态的运动员或是老年人等。而没有缓慢心律失常时的临床症状,可能由其他原因引起,而与心率缓慢无关。

开展起搏器植入的早期,房室阻滞是最常见的病因,随着起搏器植入适应证的拓宽,房室阻滞仍然是主要适应证之一,因为目前尚无其他治疗方法可替代起搏器治疗。

房室阻滞分不同类型(有的名称还不

只一个），而且并不都伴有症状，必须认识到房室阻滞常呈进行性加重，最终发展为
19 完全性房室阻滞。

发自窦房结的电激动，在房室结传导延缓时诊断为一度房室阻滞，心电图表现为 PR 间期延长并超过 200ms（图 3.1）。一

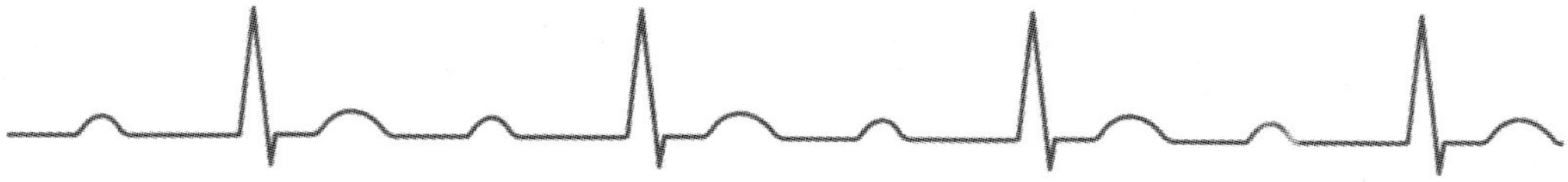

图 3.1　一度房室阻滞　多数一度房室阻滞患者无症状，没有起搏适应证，部分一度房室阻滞患者的 PR 间期过长时（PR 间期＞400ms）左室功能将降低，甚至可能需要植入 ICD

度房室阻滞是良性的，许多患者无症状，无需特殊治疗。无症状的房室阻滞属于Ⅲ类适应证，无需植入起搏器。一度房室阻滞引起临床症状时，属于Ⅱa 类适应证。

从临床意义上看，二度房室阻滞是复杂的缓慢性心律失常，包括Ⅰ型、Ⅱ型两种类型，又称为莫氏Ⅰ型、Ⅱ型。莫氏是指俄裔外科医生 Woldemar Mobitz，20 世纪前半期他在德国工作。二度Ⅰ型房室阻滞又称文氏现象（Wenckebach behavior），是以荷兰医生 Karel Frederik Wenckebach 的名字命名，他在 20 世纪初发表了很多心律失常方面的著作。二度Ⅱ型房室阻滞又称 Mobitz Ⅱ型房室阻滞（表 3.2）。

表 3.2 二度房室阻滞的名称

二度Ⅰ型房室阻滞	莫氏(Mobitz)Ⅰ型	文氏(Wenckebach)现象
二度Ⅱ型房室阻滞	莫氏(Mobitz)Ⅱ型	

二度Ⅰ型房室阻滞的特征是，QRS 波群脱落前，PR 间期进行性延长，QRS 波群的形态正常（图 3.2）。一度房室阻滞表现为 PR 间期存在固定性延长，二度Ⅰ型房

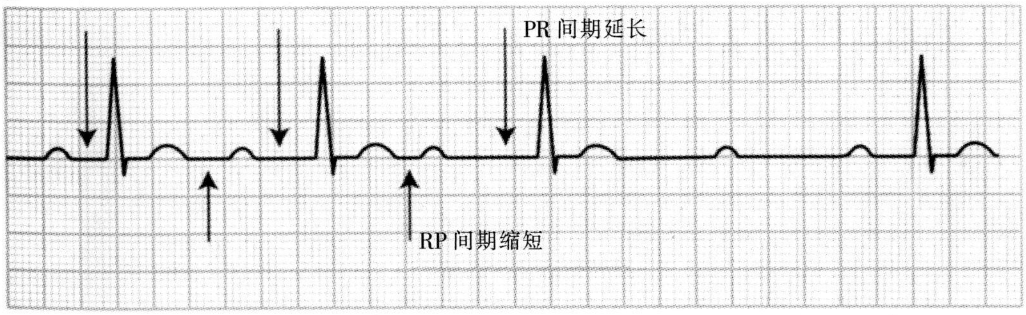

图 3.2　二度Ⅰ型房室阻滞　PR 间期进行性延长，直至 P 波后 QRS 波群脱落一次

室阻滞表现为 PR 间期进行性延长，RP 间期逐渐缩短，当 RP 间期缩短到 P 波落入房室结有效不应期时将被阻滞。

20 二度Ⅱ型房室阻滞的表现形式虽多，但都具有 PR 间期固定，QRS 波群间歇性脱落的特征（即 P 波后无与之相关的 QRS 波群）（图 3.3）。QRS 波群可以增宽，或至少比二度Ⅰ型房室阻滞的 QRS 波群宽。QRS 波群呈间歇性、规律性脱落，如 2:1 阻滞（脱落）时，心电图表现为一个 P 波下传心室形成 QRS 波群，下一个 P 波未能下传心室，其后 QRS 波群脱落（图 3.4），二度Ⅱ型房室阻滞最常见的传导阻滞比例为 2:1 和 3:1。

任何类型的二度房室阻滞（Ⅰ型或Ⅱ型）如引起相关症状，是永久性起搏器植入的Ⅰ类适应证；无症状的二度Ⅰ型房室阻滞，如阻滞部位位于希氏束以上的房室结水平时，属于Ⅲ类适应证（图 3.5）。希氏束水平以下的无症状性二度Ⅰ型房室阻滞属于起搏器植入的Ⅱa 类适应证，永久起搏治疗对患者可能有益。需要再次强调，任何伴有症状的二度房室阻滞均属于

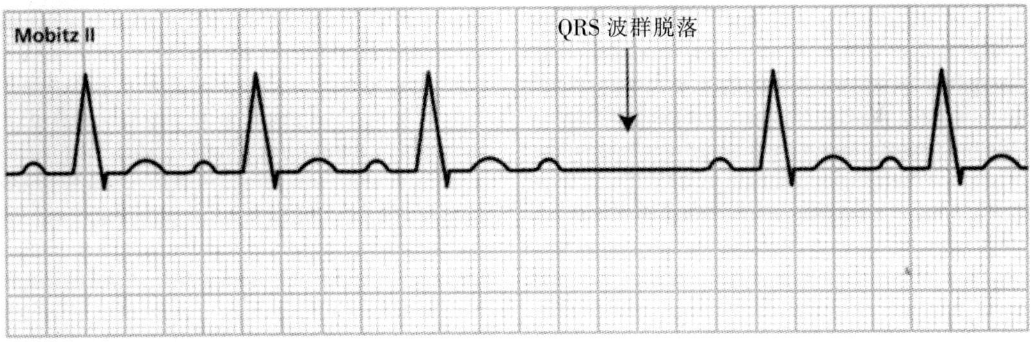

图 3.3　二度 II 型房室阻滞　PR 间期固定，QRS 波时限增宽，QRS 波群间歇性脱落

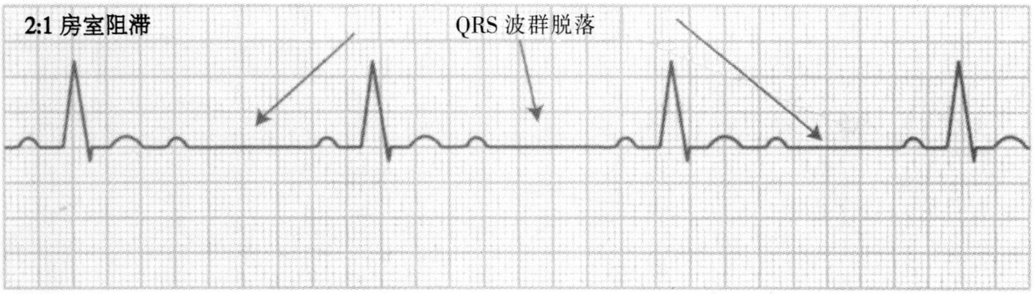

图 3.4　二度 II 型 2:1 房室阻滞　PR 间期固定，每两个 P 波中有一个 P 波后的 QRS 波群脱落。这种房室阻滞称为 2：1 房室阻滞

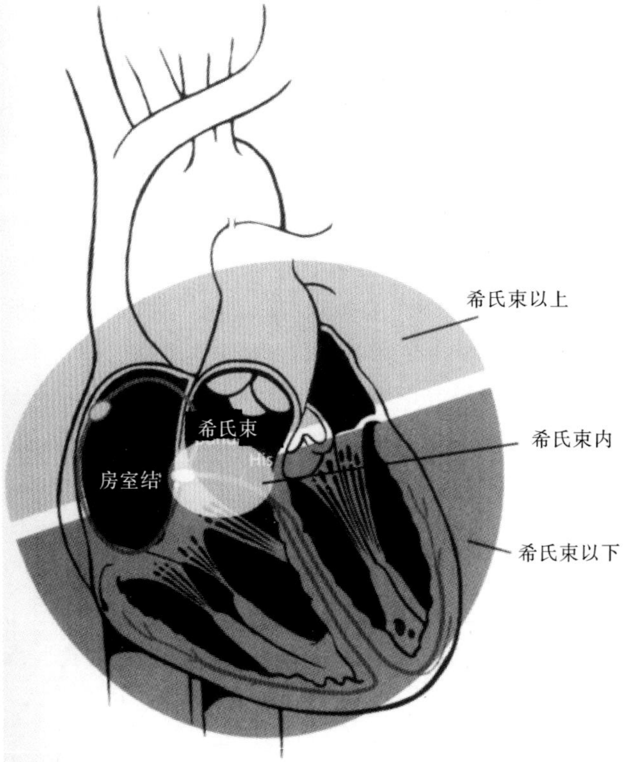

图 3.5 房室阻滞不同部位与植入适应证 阻滞部位位于房室结以上的无症状二度Ⅰ型房室阻滞不是起搏器植入的适应证。当阻滞部位位于希氏束或希氏束以下时，属于Ⅱa类适应证

起搏器植入的Ⅰ类适应证。

三度房室阻滞是指房室传导完全中断，起源于窦房结的激动不能经房室结下传心室(图 3.6)。心电图表现为与P波无关的交界性或室性逸搏心律。三度房室阻滞又称完全性心脏阻滞，可以是病理性的，也可因房室结消融、神经肌肉疾病所致(如强直性肌营养不良等)，也可能是先天性的。引起症状的三度房室阻滞属于起搏器植入的Ⅰ类适应证。多数专家建议，无症状的三度房室阻滞患者也需植入永久性起搏器。实际，《起搏器植入指南》指

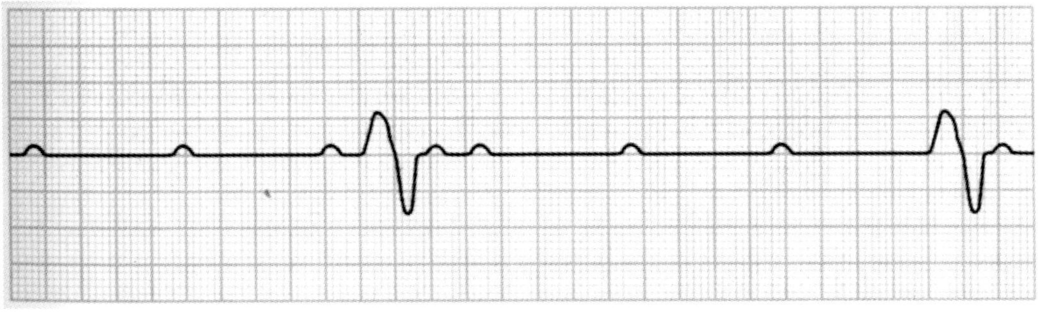

图 3.6 三度房室阻滞 心房激动均不能下传心室，表现为完全性房室分离，其为最严重的房室阻滞，即使患者无症状也属于起搏器植入的Ⅱa类适应证

出，无症状的三度房室阻滞患者清醒状态下交界性或室性逸搏心率低于40次/分时，即属于永久性起搏器植入的Ⅰ类适应证。表3.3总结了不同类型房室阻滞的心电图特点。

伴晕厥的患者，可能为希氏束水平以下(束支)的传导阻滞，需详细检查。左束支由左前分支和左后分支组成，传导系统疾病能影响到左束支的一个或两个分支，当两个分支都受累时称为左束支阻滞(LBBB)(图3.7)，一个分支受累时称左前或左后分支阻滞。

表3.3 不同类型房室阻滞的心电图特点

22

名　称	PR间期	QRS波群	心电图特点	其他名称
一度房室阻滞	>200ms，稳定	时限正常	PR间期固定性延长	
二度Ⅰ型房室阻滞	PR间期进行性延长，伴QRS波群间歇性脱落	可以增宽	QRS波群间歇性脱落，PR间期规律性、进行性延长	莫氏(Mobitz Ⅰ型)文氏(Wenckebach)现象
二度Ⅱ型房室阻滞	PR间期固定性延长，伴QRS规则脱落，常见为2:1和3:1	可以增宽	QRS波群规律性脱落，传导比例2:1或3:1	Mobitz Ⅱ型
三度房室阻滞	不规则	可以增宽	P波与QRS波群完全分离	完全阻滞

患者左前或左后分支阻滞伴右束支阻滞时(RBBB)称为双束支阻滞。

需临时起搏治疗的急性心肌梗死患者，并不属于植入永久性起搏器的适应证。患者的房室阻滞可能随心肌梗死病情的好转而恢复时，则不考虑植入永久性起搏器。

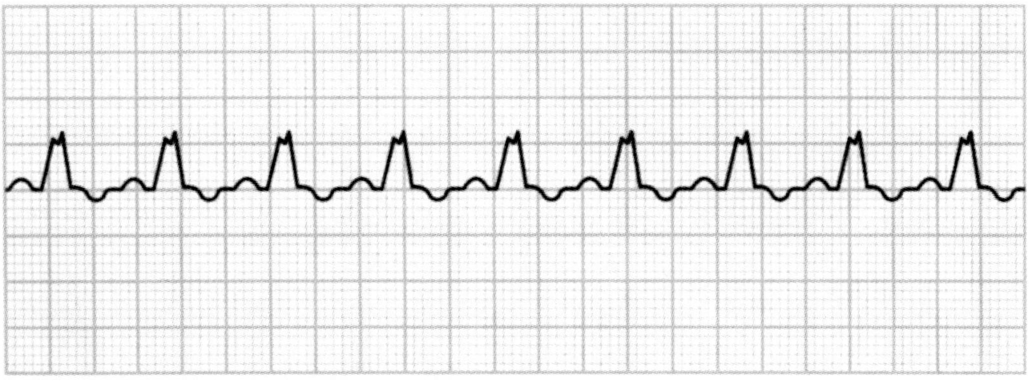

图3.7 左束支阻滞时QRS波群的切迹 合并双分支阻滞的二度房室阻滞属于起搏器植入的Ⅰ类适应证

心肌梗死伴房室阻滞患者是否植入永久性起搏器,其适应证不仅取决于患者是否有心动过缓引起的症状,还取决于房室阻滞发生的部位。心脏骤停幸存者伴持续性一度房室阻滞时属于Ⅲ类适应证,不须植入起搏器；持续性二度房室阻滞,即使无相关症状也属于植入起搏器的Ⅰ类适应证。通常伴房室阻滞的心脏骤停幸存者,永久性起搏器植入的适应证不十分明确,需对具体病例进行详细分析。

窦房结功能异常是植入永久性起搏器最常见的心律失常,窦房结功能异常又称病态窦房结综合征(SSS),包括窦性心动过缓、窦性停搏、窦房阻滞、阵发性室上性心律失常,甚至逸搏心律。窦性心动过缓除心率缓慢外,QRS 波群的形态常正常(图 3.8)。窦性停搏可能伴或不伴有相关的症状,窦性停搏的持续时间和基础心率常决定患者是否出现症状。病突综合征也能表现为变时性功能不良,即患者运动或应激时,心率的增加不能满足机体代谢的需要。任何引起症状的窦房结功能异常,当伴有相关症状时均是植入永久性起搏器的Ⅰ类适应证。

23

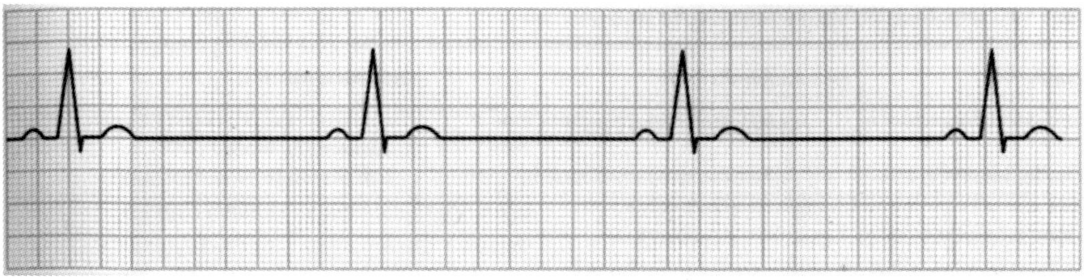

图 3.8 窦性心动过缓 QRS 波群形态正常,频率减慢,患者有症状时,属于起搏器植入的Ⅰ类适应证

有时,起搏器有助于预防某些心律失常, 如心脏停搏诱发的室性心律失常、先天性长 QT 综合征患者 (推荐起搏与药物联合治疗)。心脏起搏消除了心脏停搏,即可减少心脏停搏引发的心律失常。实际上,慢快综合征的患者能从植入永久性起搏器中获益(图 3.9),即药物治疗心动过速的同时,起搏治疗能防止服用药物引起

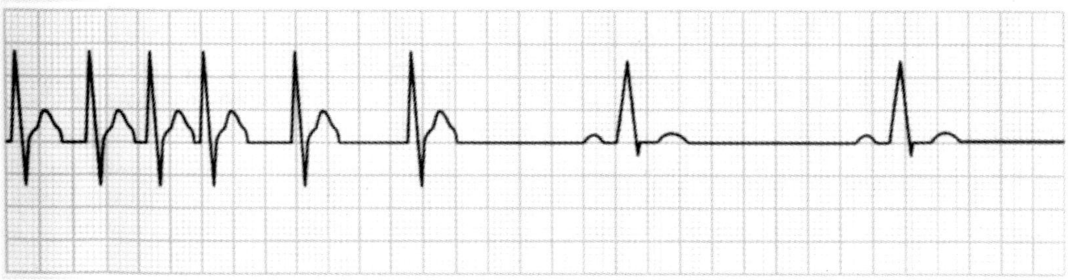

图 3.9 慢快综合征伴有心动过速及心动过缓 心动过速常因心室长间歇触发, 起搏器能消除长间歇, 并能以适当的频率起搏

的缓慢性心律失常。

颈动脉过敏综合征是指颈动脉窦对外部刺激产生过度反应,引发晕厥或先兆晕厥。颈动脉窦过敏反应是指轻度按压颈动脉窦能引起下列一项或两项表现:窦性停搏或房室阻滞导致心脏停搏超过3秒;收缩压下降并伴相应症状。

按压颈动脉窦引起心脏停搏不超过3秒时,颈动脉窦过敏综合征的诊断必须慎重,如患者有晕厥,按压颈动脉可诱发晕厥,则提示存在颈动脉窦敏感性的异常增高。

为确定颈动脉过敏综合征患者是否需要起搏治疗,需进行两方面的评估(表3.4)。第一,患者是否有心脏抑制反应(支配心脏的副交感神经张力增加所致),表现为以下任意一项或所有项:心率下降、PR间期延长、房室阻滞加重;第二,患者是否有血管抑制反应(支配心脏的交感神经张力降低所致),表现为血管张力丧失和低血压。血管抑制反应独立于心率变化。

大多数颈动脉窦敏感性增高的患者

表3.4 颈动脉窦过敏综合征的两种类型

类 型	原 因	特 征
心脏抑制型	副交感神经张力增加	窦性心率下降,PR间期延长,房室阻滞加重
血管抑制型	交感神经张力降低	血管张力下降,低血压

有显著的心脏抑制反应,按压颈动脉窦引起晕厥发作或心脏停搏时间超过3秒者,属于起搏器植入的Ⅰ类适应证。按压颈动脉窦未引起相关症状时,属于起搏器植入的Ⅲ类适应证。

多种原因可引起晕厥,对于心血管病的医生来说,晕厥是最复杂的心血管病的症状之一(表3.5)。神经反射性晕厥是指多种神经反射增强的情况触发了以心动过缓和外周血管扩张为特征的系统性低血压,并引起晕厥或先兆晕厥。血管迷走神经性晕厥是反射性晕厥最常见的类型,常表现为恶心和眩晕,其可由疼痛、应激、焦虑或处于拥挤人群等情况诱发,部分患者有遗传倾向。ACC指南中指出,神经反射性晕厥约占全部晕厥患者的10%~40%。

表3.5 神经反射性晕厥和血管迷走性晕厥

类 型	触发因素	症状	发生率	起搏器植入适应证
神经反射性晕厥	神经反射	低血压,外周血管扩张,有时伴缓慢性心律失常	占全部晕厥的10%~40%	有严重缓慢性心律失常的证据(自发性或直立倾斜试验证实)属于Ⅱa类适应证
血管迷走性晕厥	血管抑制反应	包括上述症状和恶心,眩晕	占神经心源性晕厥的25%	不是所有患者都有缓慢性心律失常

伴相关的严重症状和心动过缓的证据,或直立倾斜试验诱发心动过缓性神经反射性晕厥者，属于起搏器植入的Ⅱa类适应证。由于反复发作的神经反射性晕厥伴显著窦性心动过缓或停搏的患者,常没有器质性心脏病,这类患者是否植入起搏器仍有争议。10%~20%的神经反射性晕厥为血管抑制性晕厥,患者没有显著的缓慢性心律失常。至少已有一项研究证实,起搏治疗能显著减少神经反射性晕厥伴显著心脏抑制患者晕厥发作的次数。尽管仍需加深对神经反射性晕厥起搏治疗的相关认识,但目前认为,应当选择有频率骤降反应功能的双腔起搏器为宜（详见第5章)。仍需强调,心脏起搏只能防止心脏抑制性晕厥发作时的心率骤降,心输出量的下降,改善心脏抑制性晕厥的症状,而不能将其治愈。对于不伴缓慢性心律失常的神经反射性晕厥患者,无需植入起搏器治疗。

晕厥的其他原因包括左室流出道梗阻、缓慢性心律失常、心动过速等。晕厥本身并非是永久性起搏器的植入指征,需要对患者情况进行综合评价。

扩张型心肌病、肥厚型梗阻性心肌病是否属于永久性起搏器植入的适应证还在研究中,起搏治疗并非禁忌。事实上,心
25 肌病合并病窦综合征或房室阻滞时属于起搏器植入的Ⅰ类适应证。相比之下,药物治疗有效的无症状性心肌病患者,属于起搏器植入的Ⅲ类适应证。目前这些相关问题仍需研究。

须紧急植入起搏器者还包括心脏移植患者,25%的心脏移植患者存在窦房结功能障碍引起的缓慢性心律失常,其中约一半可在一年内恢复正常,仅部分患者需要植入永久性起搏器。目前起搏器植入指南认为,心脏移植伴缓慢性心律失常患者的症状预期不能恢复者,属于永久性起搏器植入的Ⅰ类适应证。心脏移植伴无症状心动过缓者,属于永久性起搏器植入的Ⅲ类适应证。

参考文献

1 ACC/AHA/NASPE. *Guidelines Update for Implantation of Cardiac Pacemakers and Antiarrhythmic Devices*, 2002.Accessed from www.naspe.org on 20 November 2004.

2.Dorostkar PC.Eldar M, Belhassen B *et al.* Long-term follow-up of patients with long-QR syndrome treated with beta-blockers and continuous pacing. *Circulation* 1999; **100**: 2431-6

3 Gregoratos G, Cheitlin MD, Conill A *et al*, ACC/AHA Guide lines for implantation of cardiac pacemakers and an tiarrhythmic devices: executive summary. *Circulation* 1998; **97**: 1325-35.

4 Oakley, D. *The Athlete's Heart. Heart Online.* Accessed from http://heart. bmjjournals. com on 20 November 2004.

本章要点

- 永久性起搏器植入的Ⅰ类适应证是指公认植入起搏器对患者有效，Ⅲ类适应证则是公认植入起搏器对患者无益。Ⅱa类适应证是指赞同和反对观点并存，但有证据表明，起搏治疗有效。Ⅱb类适应证是指赞同和反对观点并存，但无证据证明起搏治疗有效。
- 评价患者是否有永久性起搏器植入适应证的关键是确定有否缓慢性心律失常引起的相关症状。可通过动态心电图、心电监护、心电图，甚至通过心内电生理检查加以证实。
- 电激动在房室间发生传导延迟甚至阻滞时称为房室阻滞，按阻滞程度由轻到重，分为一度至三度阻滞。
- 一度房室阻滞相对稳定，PR间期固定性延长，无症状者属于起搏器植入的Ⅲ类适应证，有症状者属于Ⅱa类适应证。
- 二度房室阻滞包括二度Ⅰ型（又称莫氏Ⅰ型或文氏现象）和二度Ⅱ型（又称莫氏Ⅱ型），QRS波群均呈间歇性脱落。
- 二度Ⅰ型房室阻滞时，PR间期逐渐延长直至P波不能下传心室，QRS波群脱落，QRS波的时限多数正常。
- 二度Ⅱ型房室阻滞也伴QRS波群的脱落（即P波后无相应QRS波群），以2:1或3:1或其他传导比例下传。
- 任何类型的二度房室阻滞如引起相关症状时，均属于起搏器植入的Ⅰ类适应证。
- 三度房室阻滞又称完全性心脏阻滞，起源于窦房结的激动不能下传心室。心房和心室激动完全分离。如伴有症状属于起搏器植入的Ⅰ类适应证。即使无症状也属于Ⅱa类适应证。
- 束支阻滞可能发生在右束支或左束支，属于心室内传导异常，QRS波群的形态具有特征性，持续性二度房室阻滞伴双侧束支阻滞者属于起搏器植入的Ⅰ类适应证。 26
- 窦房结功能障碍包括病态窦房结综合征、窦性停搏、窦房阻滞或伴室上性快速性心律失常。窦房结功能障碍也能表现为心脏变时性功能不良（chronotropic incompetence），引起症状者属于起搏器植入的Ⅰ类适应证。
- 颈动脉窦敏感性异常增强的患者，如轻度按压颈动脉窦引起反复晕厥或心脏停搏超过3秒者属于起搏器植入的Ⅰ类适应证，未引起相关症状者，属于起搏器植入的Ⅲ类适应证。
- 晕厥可因多种情况诱发，其本身不是植入起搏器的指征，但部分晕厥患者可从起搏治疗中获益。神经反射性晕厥为晕厥的一个常见类型，如直立倾斜试验能诱发心动过缓并伴心动过缓相关症状时，属于起搏器植入的Ⅱa类适应证。

（赵志宏 李学斌译）

4 第4章

起搏发展史

起搏与电生理学史起始于著名的 Luigi Galvani(1737-1798)的“动物电学”研究。当时,弗兰克林证实了闪电是电能的一种形式,Luigi Galvani 则发现放置于两个电极之间的青蛙肌肉可以导电,当电流穿过青蛙腿部时可引起肌肉的收缩。

Luigi Galvani 如下记述了电生理学的诞生:

我按常规方法解剖了一只青蛙,因为别的事情,我就把青蛙放在了有发电机的实验台上,导线和青蛙间有一些距离。有人无意触到或用解剖刀碰到了蛙腿内侧的神经,蛙腿肌肉立即不断收缩,就像受到电刺激的反应。

Luigi Galvan 所在的意大利博洛哥耶大学是电生理学的先驱,但当时他的发现并没有实际应用的价值。

同时,另一位意大利科学家 Alesandro Giuseppe Anastasio Volta(1745-1827)发明了电池的原型。他制作了一叠金属圆盘,电流可以在金属盘间通过, 这就是 “伏特电堆”,是现代碱性电池的原型。Volta 发现电流可以在无机材料中传导。他的贡献还包括发明了早期的电容器。现代的电压单位 Volt 就是为纪念他,而以他的名字命名的。

第三位对电学研究做出重大贡献的科学家是 Michael Faraday(1791-1867),他是“电化学”研究的先驱,也热衷于电磁学的研究,他一生成就非凡,提出了电极、电解质、离子等概念。

德国科学家 C.Ludwig 和 Augustus D. Waller 发明了毛细管静电计。这一装置曾广泛应用于电场的研究。其工作原理是在毛细管中一半装入硫酸, 另一半装入水银,当电流从中通过时,水银柱与硫酸的接触面能产生上下的波动,波动的程度反映出电能的大小。两位学者联想到这一装置在测量生物电学方面的价值,比如对心电活动的测量。不幸的是,由于测量结果太粗糙而没有获得成功,但他们为以后的发明奠定了基础。

对心电学研究贡献最大的是 Willem Einthoven(1870–1927),他是荷兰莱顿大学的生理学教授。Einthoven 对 Ludwig 和 Waller 的毛细管静电计很感兴趣, 他发现通过测量方法的改进,可以得到更准确的结果。他改用光敏纸进行记录,得到的图形比液面起伏的记录清晰很多。Einthoven 不但发明了现代心电图机的原型,他还意识到通过心电图波形可以反应心脏病变的情况。1924 年,Einthoven 因在心电图研究和临床应用方面作出的杰出贡献而获诺贝尔医学奖。

第一部心脏起搏器诞生在一位工程师的厨房,而不是在医生的实验室。20 纪 50 年代,Arne Larsson(1915-2001)患有完

全性房室阻滞多年，频发的心脏骤停反复
28 引起阿斯综合征，各种药物治疗均未奏效。他的妻子 Else Marie 听说斯德哥尔摩市的 Karolinska 医院（欧洲领先医院）正在进行起搏器的动物实验。她来到这家医院向胸外科医生 Ake Senning（1915-2000）和工程师 Rune Elmqvist（1906-1996）寻求帮助。

工程师 Rune Elmqvist 是瑞典最伟大的发明家之一，一生中他有很多重大发明。人工心脏起搏器问世于 1958 年，如同一个曲棍球大小，内有两个晶体管，这台最早的起搏器配有体积很大的镍镉电池，当时最难解决的问题就是电池。

1958 年 10 月 8 日，Arne Larsson 接受了世界首例人工心脏起搏器植入术，遗憾的是，这台起搏器只工作了 3 小时，第二天便进行了更换。植入的第 2 台起搏器持续工作了一段时间，Larsson 一生共植入了 22 台人工心脏起搏器。尽管早期的起搏器体积大、性能不稳定、没有同步起搏功能，但 Larsson 通过自己的亲身经历，积极参与和倡导起搏治疗，为推动起搏治疗的发展做出了重要的贡献。2001 年，Arne Larsson 因癌症逝世，享年 86 岁，起搏治疗不仅使他摆脱了因缓慢性心律失常死亡的危险，更保证了他的长寿以及和健康人一样的生活质量。

Larsson 植入的第一台起搏器可以充电，用一个肩垫连接电源，镍镉电池每隔一段时间需要充电一次，而且早期的起搏电极导线需经开胸手术才能植入。尽管第一台起搏器证明了起搏治疗的重要意义，但它还不够安全、简单和方便。

Larsson 在瑞典植入起搏器的同时，在美国明尼苏达州双城区工作的外科医生 Walton Lillehei（1918–1999）发现室间隔缺损修补术后的患者常出现完全性房室阻滞，严重威胁着患者的生命。他尝试给这类患者进行体外起搏器治疗。1957 年万圣节，因为双城区电力负荷过重，Lillehei 所在的医院停电，体外起搏器因而停止工作并导致一名患儿死亡。这一事件促使 Lillehei 博士与一家企业合作，希望制造一种能植入人体内的心脏起搏器。

这位企业家是 Earl Bakken（1924–），美敦力（Medtronic）公司的创始人。1949 年前后，Bakken 在他的车库里创立了美敦力公司，制造了他的第一台起搏器。Bakken 从《现代工程》一篇关于“机械原理基础”的文章中，找到了合适的电子脉冲发生器的线路图，Wilson Greatbatch（1919–）和 William Chardach 博士设计出第一台原型机。1960 年，Lillenhei 医生完成了美国历史上第一台人工心脏起搏器的植入术。

从某种意义上说，起搏器发展史就是一部起搏技术创新史。1964 年，Barouh Berkovits（1926–）发明了第一台按需起搏器。1958 年，Doris Escher 博士完成了第一台经静脉植入电极导线的起搏器植入术，不过直到 60 年代该技术才得到广泛应用。经静脉电极导线的应用是起搏技术发展的重大突破，从此植入起搏器不再需要开胸手术。

Seymour Furman 医生设计并制造出心内膜起搏电极导线，使他成为对心脏起搏领域贡献最大的专家之一。他还是一位多产的作家和演说家，他总是不知疲倦地宣传和倡导起搏技术。他建立了美国第一所起搏医疗中心，是享有盛名 *Pacing and Clinical Electrophysiology*（即 PACE 杂志）的创始人，并倡导创立了 North American Society of Pacing and Electrophysiology (NASPE)（北美起搏与电生理学会），即现在的 Heart Rhythm Society(心律学会)。他的成就还包括发现了强度–时间曲线（用于定义起搏器的输出），建立了美国起搏器注册体系，并在 1970 年与同事 Doris Escher 医生合作完成了美国第一部起搏器著作 *The Principles and Techniques of Cardiac Pacing*（《心脏起搏的原则与技术》）。

29 20 世纪 70 年代之前，大多数起搏器还在使用早期的镍镉电池。1970 年，美国第一台起搏器的设计者 Wilson Greatbatch 开始使用锂碘电池，锂碘电池的寿命更长，衰减曲线更稳定。时至今日，几乎所有的起搏器都在应用锂碘电池，并随着制造工艺的不断改进，其体积变得更小（图 4.1）。

此后大部分起搏技术的创新都是由起搏器的制造商完成的。70 年代出现了双腔起搏器，80 年代有了频率应答起搏器。Jacques Mugica(1933–2002)发明了螺旋电极。还有起搏器的双向程控技术、心腔电图记录、自动模式转换功能等。

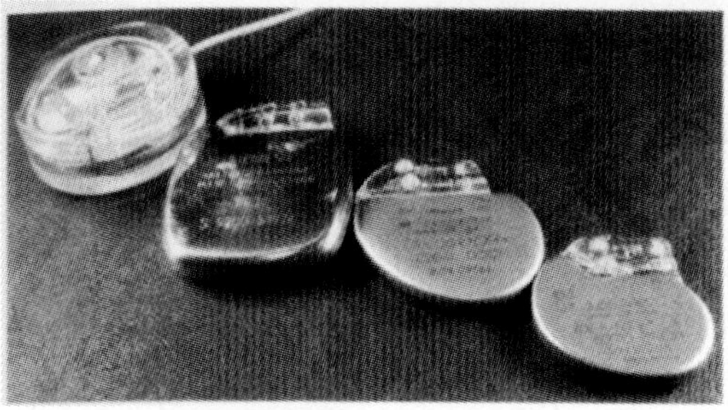

图 4.1 起搏器的体积 随着起搏技术的进展，起搏器的体积越来越小

参考文献

1 Dubin D. *Rapid Interpretation of EKG's* Tampa FL; Cover, 1993.
2 *Faraday Biography*. Accessed from www. rigb. org on 20 November 2004.
3 Galvani, L. *De Viribus Electricitatis in Motu Musculari Commentaries*. Bologna: Instiute of Science, 1791.
4 HRS Online. *Notable Figures*. Accessed from www. hrsonline.org/ephistory/notable_figures.
5 Hurst JW, Conti CR, Fye WB. *Profiles in Cardiology: A Collection of Profiles Featuring Individuals Who Have Made Significant Contributions to the Study of Cardiovascular Disease*. Mahwah, NJ: Clinical Cardiology, 2003.
6 Lüderiz B. *History of the Disorders of Cardiac Rhythm*. Armonk, NY: Futura, 1995.
7 *Volta Biography*. Accessed form www . italian-american.com/volta.htm on 20 November 2004.

本章要点

- 17 世纪就有了“生物电”的概念，但直到电池发明后，电生理学的研究才真正开始。
- 现代电池技术源自于意大利发明家 Volta 和爱尔兰科学家 Faraday 的杰出工作。
- 德国科学家 Ludwig 和 Waller 最早提出记录生物电活动的构想。荷兰的 Winllem Einthoven 教授创立了体表心电图，并将其应用于临床，1924 年获诺贝尔医学奖。
- 瑞典工程师 Rune Elmqvist 发明了第一台心脏起搏器，1958 年，Arne Larsson 接受了世界首例心脏起搏器植入术。因起搏器停止工作，第二天进行了更换。Arne Larsson 一生共植入 22 台起搏器，他是起搏治疗的倡导者。
- 最早的起搏器可以充电，直到 Wilson Greatbatch 发明了寿命更长的电池，起搏器才能独立地长时间使用。
- 美国 Earl Bakken 从一篇 “机械原理基础”文章中找到电子脉冲发生器线路图，并据此造出了起搏器的原型机。1960 年，Lillehei 博士完成了美国第一例起搏器的植入术，这台起搏器和现代起搏器十分相似。
- 从植入第一台起搏器至今，起搏技术
  迅速发展。经静脉电极导线的应用不 30
  再需要开胸手术植入起搏电极导线。双腔起搏器可保持房室同步。双向遥测和记忆功能让临床医生可以程控起搏参数并下载起搏器的信息。
- 锂碘电池已经替代了早期的镍镉电池，这使起搏器使用寿命增加的同时体积变得更小。

（郭飞　陈琪　译）

5

第5章

心脏起搏器编码

31 1974年，国际心脏疾病分类协会(ICHD)首次公布人工心脏起搏器的编码，此时起搏器技术还处于起步阶段，临床医生需要一种通用而简便的方法对起搏器进行分类的同时还能提供其功能信息。1985年，北美心脏起搏和电生理学会(NASPE)和英国起搏和电生理工作组(BPG)对ICHD编码多次进行修订。80年代，埋藏式体内自动转复除颤器(ICD)的编码问世。目前，国际通用的人工心脏起搏器及ICD的编码是NBG编码(NASPE和BPG的缩写)(表5.1)。

表5.1　2000年修订的NBG编码

字母位置	Ⅰ	Ⅱ	Ⅲ	Ⅳ	Ⅴ
类型	**起搏心腔**	**感知心腔**	**感知后反应方式**	**频率应答**	**多部位起搏**
	O=无起搏	O=无感知	O=无反应	O=无频率应答	O=无多部位起搏
	A=心房	A=心房	T=触发	R=有频率应答	A=心房多部位起搏
	V=心室	V=心室	I=抑制		V=心室多部位起搏
	D=双腔(房+室)	D=双腔(房+室)	D=双重反应(触发或抑制)		D=双腔多部位起搏(房+室)
厂家使用符号	S=单腔（房或室）	S=单腔(房或室)			

常规NBG编码由4个字母组成，第5个字母不是常规使用。第1位字母代表起搏的心腔，A代表心房，V代表心室，D代表“双腔”(心房+心室)，“O”代表无起搏。因此，任何以“D”开头的编码(DDI，DDDR，DVI，DOO)均表示心房及心室均可起搏。

有的单腔起搏器将电极导线植入心房时可起搏心房，植入心室时起搏心室，其出厂时很难用字母A或V代表起搏的心腔，因而许多公司用字母S来代表该类型起搏器的起搏心腔。字母S的含义易于理解，已得到广泛使用，但其并非正式的NBG编码。当SSI起搏器的电极导线植入心室时则称为VVI起搏器。

通常在起搏器的外包装或标签上标

识有起搏器的编码,常规标识的是起搏器的最高级工作模式。例如,双腔频率应答起搏器的标识为 DDDR, 而其植入后可以程控为 DDD、VVIR 等工作模式。

程控起搏器(选择程控参数)或描述起搏器功能特点时,均使用起搏器编码。这为说明程控方法及描述特定条件下起搏器的工作方式提供了一种简便方法。例如,有自动模式转换功能的 DDD 起搏器发生模式转换后,其功能类似 VVI 起搏器。

NBG 编码中第 2 位字母代表起搏器的感知器感知 (检测到自身心电信号)的心腔。同样采用字母标识:字母 A 代表心
32 房,V 代表心室,D 代表双腔 (心房及心室心电信号均可感知)。生产厂家用字母 S 表示单个心腔,植入后能感知心房或心室的电活动。字母 O 代表无感知功能。

最初 NBG 编码为医生迅速掌握新出现的各种起搏器提供了帮助,经历数十年的发展,起搏器功能更趋复杂,可程控性不断提高,NBG 编码仍然用来描述最高级和最复杂的工作模式。如根据需要将起搏器暂时或永久地程控为另一种工作模式时,NBG 编码也随之发生改变, 使医生对起搏器工作模式的转变一目了然。

我们以标识 SSI 的起搏器为例,SS 表示单腔起搏、单腔感知。电极植入心室时,标识为 VVI 则更正确,表明具有心室起搏、心室感知功能。为观察患者的自身心律, 医生可将其程控为 OOO 模式,即既无起搏也无感知功能; 如只关闭心室感知功能, 则程控为 VOO 模式。总之,NBG 编码不仅可用来描述起搏器的最高级工作模式, 还用来描述起搏器当前的工作状态。

NBG 编码的第 3 位字母较难理解,因其代表起搏器对感知事件的反应。抑制型起搏器感知到一次自身心电信号后,将抑制下一次起搏脉冲的发放,标识为"I"。例如 VVI 起搏器感知到自身心室的心电信号后, 便抑制下一次心室起搏脉冲的发放。目前临床应用的单腔起搏器大多数为抑制型起搏器。

第 3 个字母用 T 表示时,说明起搏器感知自身心电信号后将触发下一次起搏脉冲的发放,其与抑制型起搏器抑制下一次起搏脉冲发放的功能正好相反。触发型起搏器(VVT 起搏器)很少应用,多数是临时程控,用来评价起搏器功能。

第 3 个字母是 D 时,表示"双重性",即起搏器感知一个心腔的自身心电事件后触发起搏脉冲的发放,而另外一个心腔则因感知自主心电事件后抑制起搏脉冲的发放。DDD 是最常用的工作模式,表示起搏器既可以起搏心房, 又能起搏心室,即能感知心房的电活动,又能感知心室的电活动。感知心房自身电活动后,抑制下一次心房起搏脉冲的发放(AAI),心室感知自身心室的电活动后,抑制下一次心室起搏脉冲发放(VVI),感知自身心房电活动时,触发一次心室起搏(VAT)。

NBG 编码的第 4 个字母 R 代表频率应答。根据患者的活动水平起搏器能自动调整起搏频率时称频率应答功能。如 AAIR 起搏器表示心房起搏、心房感知,感知自身心房的电活动后抑制下一次心房起搏脉冲的发放,除此,起搏器感知患者运动量改变时, 能自动调整心房起搏频率。没有频率应答功能的起搏器第 4 个字母标识为"O",但通常将该字母省略(如 DDDR 表示有频率应答,而 DDD 表示无频率应答)。

第 4 个字母标为 R 时,不能说明起搏器传感器的类型(压力、加速度、每分钟通

气量，甚至体温传感器），其只表明起搏器具有根据患者活动量的需要而调整起搏频率的功能。即使具有先进的双传感器技术的频率应答起搏器，也只能简单地用字母 R 来表示。

2000 年，开始应用第 5 位字母表示多部位起搏，A 代表左房和右房起搏，或右房内的多部位起搏，V 代表左室和右室起搏，即双心室起搏或心脏再同步化治疗
33 (CRT)，或右室两个或更多部位的起搏，或同时有上述两种含义。D 表示心房多部位及心室多部位起搏，也有多种组合。例如，D 代表双心室起搏的同时有右房两个部位起搏。D 也能代表左室和右室多部位起搏。除 O 代表无多部位起搏外，其他第 5 位字母都代表某种形式的多部位起搏，而不能对具体起搏部位进行明确的表示。

需要注意，NBG 编码中，室间隔起搏不视为多部位起搏（图 5.1），尽管其能起搏左室和右室。

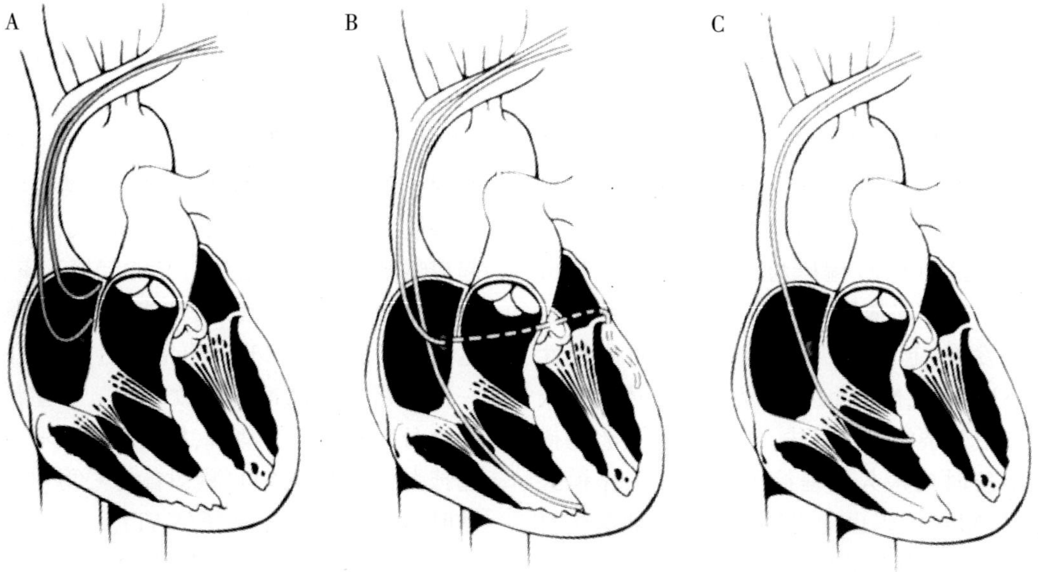

图 5.1 起搏电极导线新的植入部位

A 图：两根电极导线分别植入在右房两个部位。B 图：两根电极导线分别植于右室及左室，进行双心室起搏，属于多部位起搏的一种形式。C 图：心室起搏电极导线主动固定在室间隔部位，同时起搏左室和右室；尽管其同时起搏左室和右室，但只应用了一根电极导线，不属于多部位起搏

虽然 NBG 编码已得到广泛使用，但其尚不能充分代表目前飞速发展的起搏器或 ICD 的复杂性。新的特性、更强的可程控性、复杂的计时周期，使人们能更精细地程控起搏器。不是所有的 DDDR 起搏器都具有相同的功能！DDDR 只描述起搏器能起搏和感知心房和心室，心房感知自身心房的电活动后，抑制下一次心房起搏脉冲的发放（AAI）；心室感知自身心室的电活动后，抑制下一次心室起搏脉冲的发放（VVI）；感知自身心房的电活动后触发一次心室起搏（VAT），感知患者运动量发生改变时自动调整起搏频率。

参考文献

1 Bernstein AD. *Pacemaker, Defibrillator, and Lead Codes*. Accessed from www.hrsonliune.org on 20 November 2004.

2 Bernstein AD, Daubert J-C, Fletcher RD *et al*. The revised NASPE/BPEG generic code for antibradycardia, adap tive-rate and multisite pacing. *PACE* 2000;**25**;260–4。

34 **本章要点**

- 最常用的起搏器编码是 NBG 编码。
- 生产厂家根据最高级工作模式对起搏器进行标识。DDDR 起搏器具有频率应答功能，可将这一功能打开或关闭。
- 模式编码可用于产品的标识（显示起搏器能达到的最高级模式），或作为临床简写说明起搏器如何程控或起搏器的各种功能。
- NBG 编码在第 1 位及第 2 位用到的字母包括 A、V、D、O，但是很多厂家用字母 S 标识起搏器（如 SSIR），S 代表“单个”心腔。这类起搏器电极导线既可植入心房，也可植入心室，分别称为 AAI 或 VVI 模式。
- 2000 年，NBG 编码被修订，增加的第 5 位字母代表“多部位起搏”。右室和左室起搏属于多部位起搏，一个心腔内多个部位起搏（如右房内双部位）也属于多部位起搏。为适应起搏器技术发展的需要，多部位起搏已广泛用于临床，有重要的临床意义。
- NBG 编码也能用来代表起搏模式，如暂时将起搏器由 DDD 模式程控为 VVI 模式，以达到某种诊断目的。

（赵兰婷　李学斌　译）

6

第6章

起搏器脉冲发生器技术

35 起搏系统包括 4 个重要而相互联系的组成部分：

- 脉冲发生器或植入装置；
- 电极导线，将脉冲发生器与心脏相连；
- 程控仪(台式电脑)，用于与脉冲发生器对话；
- 患者

脉冲发生器是起搏系统的中心，尽管还有其他三部分的协作，但起搏器一语多指脉冲发生器。除基本工作原理外，现代起搏器与最初植入 Arne Larsson 体内的第一台起搏器大不一样。

理论上讲，起搏器应能精确准时地发放输出电压很低的起搏脉冲，为完成这一功能需要计时器和电源。起初，起搏器功能只限于发放起搏脉冲，但目前的功能变得越来越复杂。毫不夸张地说，现代起搏器相当于一台微型电脑(图 6.1)，能接收并分析起搏器工作的信息，并能根据患者心脏自身心电活动决定是否发放起搏输出脉冲，上述各项功能都通过起搏器复杂的电路完成。起搏器具有存储功能，一些先进的起搏器还可储存患者的心腔内电图而便于医生查阅。起搏器的“大脑”非常复杂，本书无法一一列举，仅阐述其中的重要内容。

起搏器通过电极导线“感知”心脏的自身心电活动并评定心脏的自身工作情况，如发现心脏自身节律太慢或心脏停搏时，起搏器立即起搏。起搏器接收的心脏自身心电信息由电极导线识别，以电能形式传回起搏器。上述工作方式能带来一些问题，第一代起搏器未设感知功能的原因之一就是人体不断产生多种电信号，包括肌电位、肌电噪声等，较大的心室电能有时可淹没较低的心房电能，能使心房电极导线误感知心室电信号。如何能分辨并正确感知这些电信号是最初起搏器设计者面临的主要问题。

滤波器解决了这一问题。现代起搏器均有一个滤波器，它允许适当频率的电信号通过，同时阻挡无关和干扰信号。程控感知灵敏度值时就是在调整滤波器(感知灵敏度值越高、感知越不灵敏，感知灵敏度越低、感知越灵敏。将感知灵敏度视为滤波器，设置越高，意味着允许高于或等

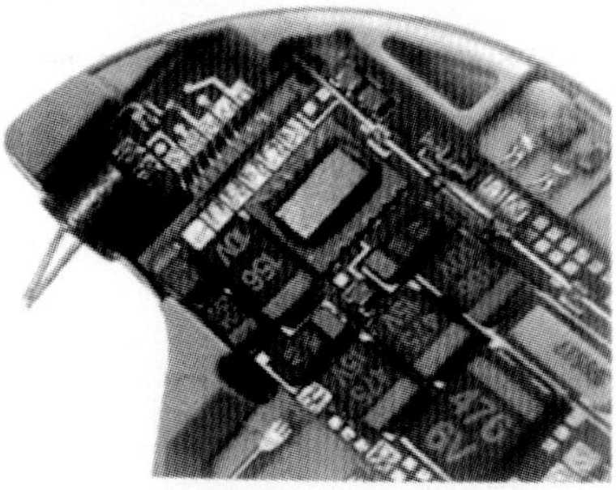

图 6.1　起搏器芯片技术　芯片技术有赖于微电子技术，其在很小的空间集中了错综复杂的电子技术。如果起搏器还采用过去的晶体管技术，起搏器体积将会非常巨大而不适于植入人体

36 于这一高度的所有电信号能通过。降低灵敏度值时，意味着只允许等于或高于该值的信号通过）。

滤波器是外来电信号的第一道防线。当起搏器只感知恰当心腔的信号时，该信号可能相当微弱，起搏器通过感知放大器将信号放大以便进行处理。该系统还包括许多计算机系统使用的称为比较仪的部件。比较仪将滤过及放大的信号与基础信号进行比较，并进行逻辑计算，确定信号

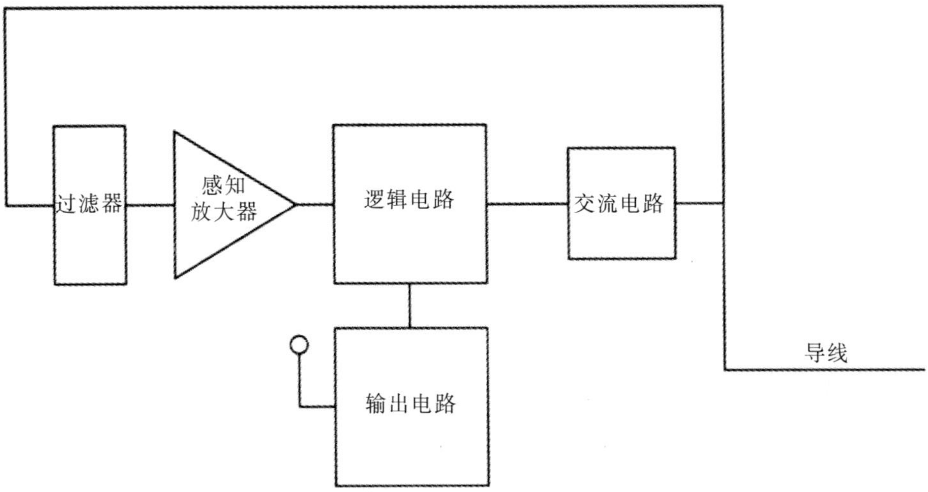

图 6.2 起搏器简要电路图

的大小（图 6.2）。

起搏脉冲发生器(以下简称起搏器)的功能是发放起搏电脉冲。每个起搏器的钛壳内都有一块电池。电池是起搏器最大的部件，占总容量的 50%（图 6.3）。大多数起搏器都是低电压电池，约 2.8 伏。起搏器输出高于 2.8 伏的电脉冲时，电压倍增器先将输出脉冲增强到相应的输出能量，再释放出来。

起搏器发明之初，曾试用过多种电池。早期甚至还有过钚供电的核能起搏器（图 6.4）。

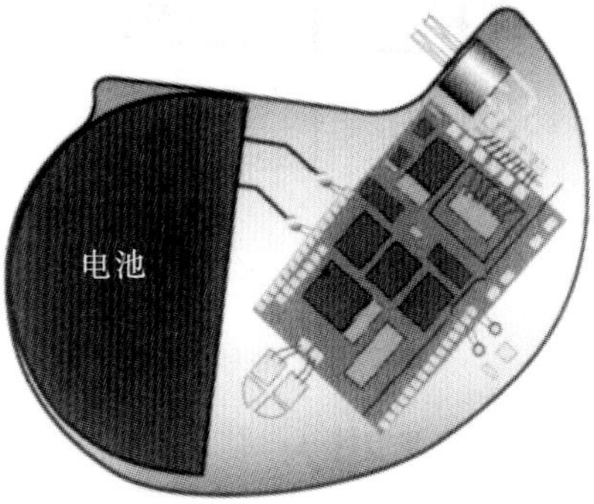

图 6.3 起搏器剖面 可见电池占据了很大空间

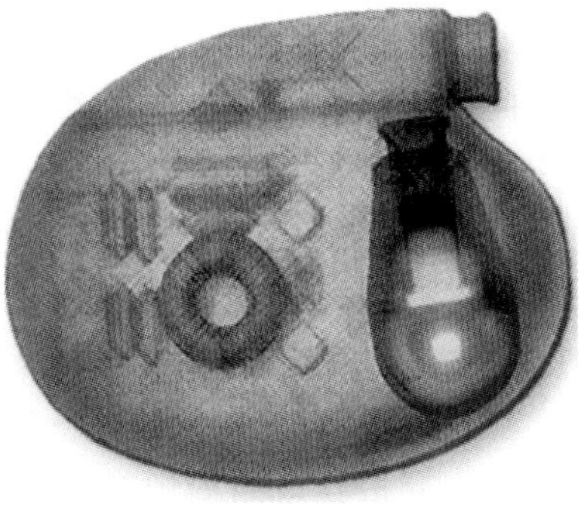

图 6.4 核能源起搏器 其使用昂贵的放射能源，使用寿命很长。20 世纪 70 年代植入人体的数千个核能起搏器中的一部分现在还在工作

20世纪70年代,充电电池很受欢迎,一些生产厂家曾试用过锌汞电池和镍镉电池。锂碘电池的发明并通过起搏器的测试验证后,其他电池就不再应用了。目前使用的起搏器电池都是不同种类的锂碘电池。

锂碘电池通过锂和碘之间严格控制的化学反应产生电能。电池的内在阻抗随着
37 电池的耗竭而增加。植入之初,锂碘电池的电压为2.8V,阻抗大约10,000欧姆。当电压降到1.8V,阻抗增加到40,000欧姆时,认为电池已耗竭。当电池电压在2.0~2.2V,阻抗在20,000~30,000欧姆时,通常会显示电池即将耗竭的警告,需要更换起搏器。目前多种不同类型的起搏器均有告知电池状态的程控界面,随访时即可了解到上述情况。较早的起搏器电池接近耗竭时,可在界面上显示"ERI"字样(选择更换指征或建议更换指征),电池寿命耗竭时显示"EOS"字样。

锂碘电池比其他电池的最大优点是其耗竭过程可以预测,而且可靠,不会突然发生电池耗竭。但脉冲发生器的实际寿命不仅依赖于电池,还与电池的使用有关。因而大多数生产厂家注明起搏器寿命时,谨慎地增加以下内容:电池寿命与多个变量相关,任何起搏器的实际寿命都与其起搏频率和相关参数的设置相关。

每种电池都有一定程度的基础消耗电流,换言之起搏器放在橱柜中也要消耗能量,即使起搏器从未发放过起搏脉冲,随着时间的流逝电池能量也会逐渐耗竭。锂碘电池的基础消耗能量非常低(通常每年小于1%)。但工程师所说的静态能量流失尚依赖于起搏器电路的消耗。无论如何,基础消耗电能不是起搏器寿命的主要影响因素。

决定起搏器寿命的还有一些次要因素,包括起搏器电路的有效性(是否浪费能源),以及电极导线的阻抗。高阻抗的导线要比低阻抗的导线节能,多年后由此而节省的电能则会明显表现出来。标准的电极导线阻抗为600欧姆。高电极阻抗可节省电池的能量,阻抗低,耗费电池能量。

决定起搏器寿命的最主要因素是起搏耗能:起搏脉冲发放的频率及输出电压值。显而易见,与部分起搏器依赖的患者相比,完全起搏器依赖患者的电池耗竭要快得多。大多数生产厂家的预期寿命是以100%依赖起搏器而计算的。大多数患者并非完全依赖起搏器,因而一些生产厂家提供50%依赖起搏器时的预期寿命,为临床医生提供更为实际的信息。

起搏脉冲电压的高低是影响起搏器寿命的最大可程控参数。起搏器起搏脉冲包括两个特定的可程控参数:脉冲电压(伏特)和脉冲宽度(毫秒)。脉冲的电压是指输出脉冲为多少伏特。脉宽是指输出脉冲的时限。二者的乘积决定了能量的消耗(图6.5)。脉冲电压和宽度两个变量中,前者是决定能量输出的主要因素。

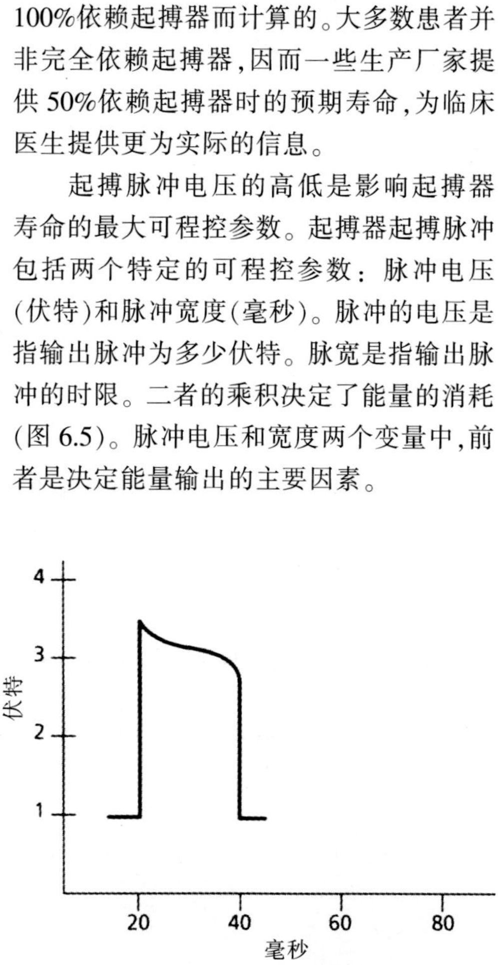

图6.5 起搏脉冲的特定参数 特定参数包括脉冲电压(伏特V表示)和脉冲或宽度(毫秒ms表示)

因而，起搏脉冲输出电压为 3V 时所消耗的能量肯定比 2V 时消耗的能量多。

既然输出能量是决定起搏器寿命的关
38 键因素，临床医生必须将输出电压尽量设置较低，但不能低于起搏阈值。输出电压必须确保能有效起搏心脏，如果起搏电压设置过低将造成起搏脉冲起搏心脏无效。医生程控起搏器的一项重要目标就是测定“起搏阈值”，确定能起搏心脏的最小输出能量，然后设定起搏电压。低于起搏阈值的输出电压不会引起心脏除极与收缩。

要根据患者的具体情况（个体化）对起搏阈值进行精细调整。不同患者的起搏阈值不同，同一患者每天不同的时刻起搏阈值都有一定程度的变化和波动。许多因素能影响起搏阈值，药物和疾病进展是最大和最常见的影响因素。因此不要根据某一天测定的起搏阈值进行程控，因为这可能在患者自身生理变化的情况下起搏心脏无效。多数患者三个月或半年随访一次，随访时测定的起搏阈值不可能在随后三或六个月内稳定而可靠地起搏心脏。

目前采用一个简单的方法处理阈值变化，即应用“起搏安全范围”的概念，测定起搏阈值后，将其加大数倍作为实际输出电压。设置起搏安全范围有很多方法，如绘制强度和脉宽曲线，在曲线上确定特殊的基强度（点），标记出患者的起搏阈值。在强度和脉宽曲线范围内，基强度加倍后得到曲线上的点为时值（图 6.6）。利用这一数学方法计算出起搏阈值并加倍作为实际起搏输出电压。目前，一些医生绘制强度和脉宽曲线以更好地理解起搏阈值和输出电压的区别。

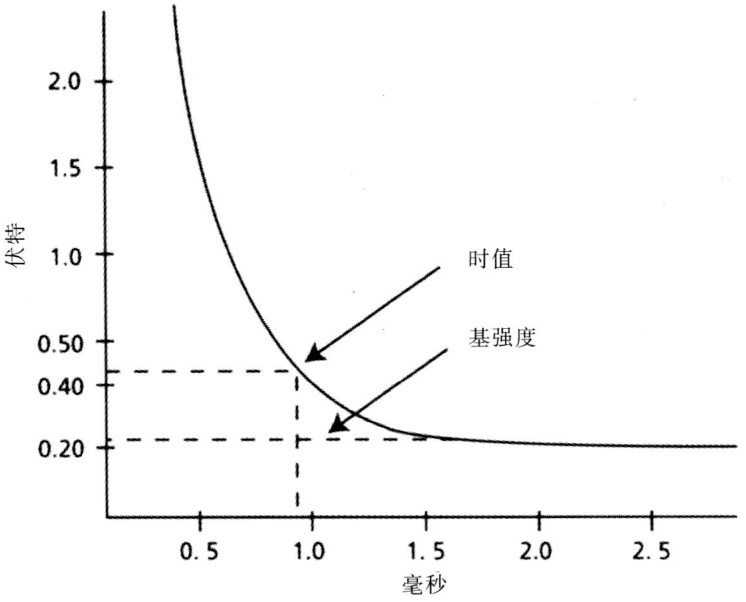

图 6.6　时间强度曲线能显示起搏心脏所需的能量　起搏脉宽越窄所需输出电压越高；脉宽越宽，所需输出电压越低；脉宽 1.5ms 后曲线变得平坦。基强度大约等于起搏心脏的最小电压，是曲线上升的起点。两倍于基强度的电压值与曲线的交点称为时值。以时值作为输出电压可保证起搏的安全范围

将起搏电极导线植入心脏后，进行术中起搏阈值的测定。起搏阈值是指能持续而稳定起搏夺获心脏所需的最低能量。电极导线植入后的即刻以及随后数周内将出现急性和慢性阈值的变化。起搏阈值的变化直接与电极的稳定以及电极和心肌接触面的包裹相关，并能使引起心脏除极的能量增加。文献报道这种能量的增加可以高达起搏阈值的 5~10 倍！随着现代电极工艺的改进和激素涂层电极的使用，这种阈值的变化已降至 2~3 倍。

除急性和慢性阈值变化外，起搏阈值每天都在变化。影响因素包括：电解质紊乱、酸碱度的变化、活动的强度、药物、进食以及很多其他因素，阈值的变化无法实时监测。因此，临床实践中一般设置较大的起搏安全范围，虽耗费能量但提高了起搏的安全性。

这也意味着，为保证起搏的安全性而
39 设置的起搏器实际输出电压明显超出了实际需要。设置如此高的起搏安全范围是确保心脏有效地起搏，但同时须耗费大量电能。

现代起搏器应用一些新的运算法则，定期测定起搏阈值，然后按起搏阈值发放的起搏脉冲刚刚能起搏心脏，即避免浪费能量，又确保安全起搏。这些算法(随后章节中讨论)将患者过去阈值的变化与起搏输出电压相比较，起搏器不必发放过高电压的起搏脉冲即能起搏心脏。这些算法的应用增加了起搏器的寿命。事实上，现代起搏器的体积更小，寿命更长！预期寿命超过 10 年的起搏器并不少见。

起搏器包含很多复杂精细的组件、过滤器、记忆卡以及其他电脑元件等，都集中在一张称为“混合体”(hybrid)的小芯片上。

芯片旁是占据很大空间的电池。芯片和电池被包裹在钛合金制成的金属外壳内，用激光密封后与外隔绝，防止液体侵入。钛合金是起搏器最佳的金属包装材料，重量非常轻，而比钢更结实，生物兼容性好。

钛合金外壳的上方是一个环氧乙烷消毒的连接器，包括电极导线全部进入或拔出的接口。单腔起搏器有一个接口(单腔和单电极)，双腔起搏器有两个接口(分别为心房和心室的电极导线接口)。CRT 起搏器至少有三个接口，包括右室电极、左室电极和心房电极接口。因而，仅从外观就能判断出是单腔、双腔或三腔起搏器(图 6.7)。

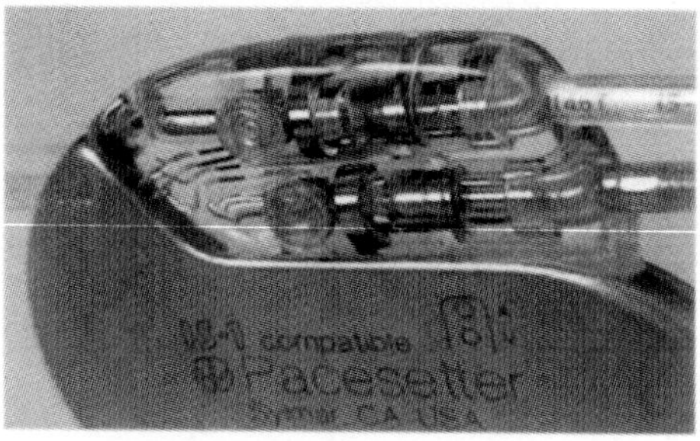

图 6.7　起搏器连接器及接口　连接器由环氧树脂制成，两个接口提示为双腔起搏器、需要两根电极导线。单腔起搏器只有 1 个接口、CRT 起搏器有 3 个接口

连接器通过一些方法确保电极导线连 40
接正确。一些老型号起搏器使用按钮连接器，目前起搏器均使用旋扭技术，当电极导线全部插入到位后需手工将其旋紧（图 6.8)。虽然机制不同，最终目标都是将电极导线的尾端放入插口内，连接紧密，确保连通。连接器中有微细的电线连接该口和内芯。该机制称为“流入机制”，允许密封装置接收外界信号，然后通过电极将脉冲传出。

起搏器最后的部分为弹簧开关，其控制着起搏器的磁铁频率(后面章节重点讨

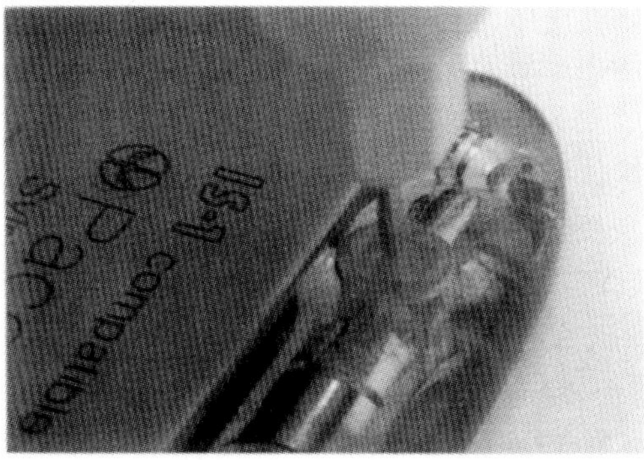

图 6.8　用扳手拧紧螺旋　借此确保电极导线与起搏器接口紧密连接

论）。弹簧开关是指电路内含有两片相互平行的薄磁铁，互不接触（这些薄的金属条看起来象“弹簧”）。正常时，金属弹簧片互不接触，电路未接通而不形成回路，将体外磁铁放在起搏器上方时，金属弹簧片

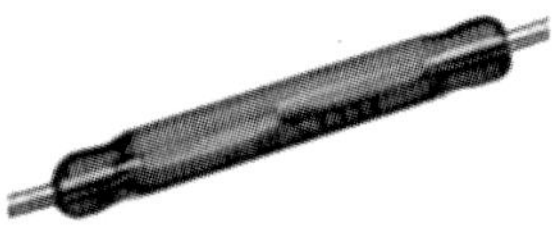

图 6.9　起搏器的弹簧开关　簧片开关是起搏器内的细金属条可被磁铁操控。有时很强的电磁场能影响簧片开关，引起意外的结果

将连接在一起形成闭合电路，起搏器表现为固定的磁铁频率或磁铁工作模式（图 6.9）。

电磁场（EMF）影响起搏器和其他植入装置的工作状态。电磁场无处不在，磁场强度随距离的增加而减弱。不同来源的电磁场的强度相差很大，有些家用电器的电磁场非常低，而另一些家电设备的电磁场可能很强。正因如此，受电磁场困扰的患者需要检测出电磁场的来源。但并非所有的电磁场都能被检测到，比如一些地下电缆线或商店的防盗系统产生的电磁场则不易被发现（表 6.1）。

起搏器患者遇到 EMF 时，起搏器可能受影响也可能不受影响，其决定于 EMF 的强弱。受影响时，离开磁场或关掉电磁来源后，患者常有如释重负的感觉，起搏器功能不会永久地受到损害，但有可能使起搏器进入备用工作模式，需要重新程控。

不同厂商的起搏器有不同的磁铁模式（应随身携带起搏器工作手册，以便查询起搏模式），但磁铁模式通常表现为固定频率的非同步起搏。双腔起搏将变为 DOO，单腔起搏将变为 VOO 或 AOO。非同

表 6.1 一些潜在的电磁干扰源

- 高空和地下电缆
- 家用电器类；开罐器、搅拌机、真空吸尘器、电炉、洗衣机和烘干机等能产生更强的电磁干扰。
- 焊接设备，钻孔机，机械装置
- 电热毯
- 空气过滤器
- 办公仪器；电卷笔刀产生的电磁干扰比复印机更强
- 个人用具如吹风机、电动刮胡刀
- 荧光灯

步起搏意味着只有起搏,没有感知功能。

有时需要放磁铁才能打开一些程控仪,进而再程控各项参数。医生无法看到起搏器的内部,很多程控仪在程控起搏器的过程中能暂时关闭弹簧开关(在程控仪手柄中有磁铁),一旦设置好参数,弹簧开关就会打开,并非所有程控仪手柄中都有磁铁。

磁铁模式在测试起搏器的工作状态以及临时应用方面都十分有益。但是非同
41 步起搏能使部分患者感到不舒服。很多现代起搏器允许将磁铁模式程控为"开"或"关"。若磁铁模式程控为"关"时,即使将磁铁放置在起搏器上方,也不会转换为非同步起搏模式,这对于容易受到 EMF 干扰的患者有益。

几十年前,有时会遇到弹簧开关被"卡"住,放置磁铁不能闭合电路的问题,但现在这些问题已很罕见,其已经成为历史,很多经常程控起搏器的医师也从未遇到上述情况。然而,任何机械元件都有出现故障的可能。将磁铁放置在起搏器上方却不能使之转换为磁铁模式时,最大的可能是磁铁位置不合适,因此,先要检查磁铁位置。有时是磁铁的磁力太弱,将 2~3 个环形磁铁叠在一起放在起搏器上方,可以解决该问题。过度肥胖的患者可能需要较多的磁铁。

对起搏器产生任何疑问时,可以咨询生产厂家的销售代表,查询技术手册(通常在网上能够看到或附有打印件),也可以直接打电话给公司寻求技术支持。

参考文献

1 *Electrical And Magnetic Fields Research And Public Information Dissemination Program.* Accessed from www.niehs.nih.gov on 20 November 2004.

2 Moses H, Moulton KP, Miller BD *et al. A Practical Guide to Cardiac Pacing.* Boston: Little, Brown and Company, 1983.

本章要点

- 起搏器由微电脑和电池组成,密闭在钛合金的金属外壳内,上面有环氧乙烷消毒的连接器,通过"流入机制"连接内外的电信号。
- 心脏自身电活动被起搏器感知后,能过滤、增大、比较等处理有助于测定心脏的自身电活动。
- 程控感知灵敏度的过程实际是程控感知过滤器。增加感知灵敏度则感知越不灵敏。降低感知灵敏度则感知更灵敏。
- 现代起搏器都使用锂碘电池,锂碘电池体积小、供电时间长,可以预期电池耗竭时间。
- 起搏器电池的初始电压为 2.8V,阻抗为 10,000 欧姆。电池耗竭时,电压将降到 1.8V,阻抗升高到 40,000 欧姆。当电压为 2.2V,阻抗为 20,000 欧姆时,随访时程控界面上会显示更换指示。
- 起搏器寿命受很多因素的影响,主要因素为输出脉冲。
- 输出脉冲包括脉冲的电压(V)和脉宽(ms)。
- 起搏阈值是可靠而稳定起搏心脏的最小输出脉冲电压和脉宽 (V 和 ms) 的乘积。强度-脉宽曲线上显示最小

的起搏心脏的电压为基强度,基强度的两倍为时值，作为安全起搏的范围。

- 起搏阈值因人而异,同一天中的不同时刻也不同,其随时间延续而变化。
- 大多数临床医生测定起搏阈值后,将其加倍后作为“安全起搏范围”,以确保输出脉冲总能有效起搏心脏。
- 一些新型的起搏器有特殊的算法计算起搏阈值，精确调整输出脉冲,确保心脏以最低的输出电压起搏进而节省能量。
- 将磁铁放置在起搏器的上方,可以关闭弹簧开关，起搏器进入到磁铁模式,表现为DOO,VOO或AOO。移开磁铁，起搏器将恢复原来的工作状态。一些起搏器的程控仪手柄装有磁铁,此时程控过程中需要关闭弹簧开关。
- 多种电磁场能影响起搏器。患者需要警惕电磁场的来源,若有不适,应该离开磁场或关闭电磁场来源。
- 并非所有的电磁场都能被发现,地下电缆线和商场的防盗系统就是不易被发现的电磁场,对起搏器能造成一定的影响。
- 尽管任何起搏器元件都可能出现问题，但目前弹簧开关故障已十分罕见。

（赵战勇　译）

7

第7章

起搏电极导线的工艺学及技术

43 电极导线是特制的绝缘金属丝，经静脉系统送入心腔，其尾端连接到起搏器脉冲发生器的接口(以下称起搏器)。每根电极导线内部有两根金属线，一根将起搏脉冲传送至心脏；另一根将心脏自身心电信号传送回起搏器。目前电极导线使用寿命长达数年至数十年。电极导线看似简单，却是起搏系统的关键元件。为适应不同患者的不同需求，工程师设计了多种不同类型的电极导线(图 7.1)，与起搏器不同，电极导线不能程控，术者可根据起搏器的型号、患者的解剖特点、电极导线的可操控性以及术者的习惯和经验选择电极导线，最终选择有一定的主观性。

电极导线的组成

电极导线的尾端插入起搏器连接器的接口，每根电极导线有一个或两个尾端，电极导线包括接收和发送心脏信号的两条导线。头端有一些特殊的电极导线固定装置，将电极导线固定于心脏。连接尾端和头端的是一条包绕线圈和电缆的绝缘线。电极导线尾端的接头与起搏器接口紧密连接，头端固定于心脏，接收和发送电信号(图 7.2)。

固定装置

电极导线的稳定性是起搏系统能长

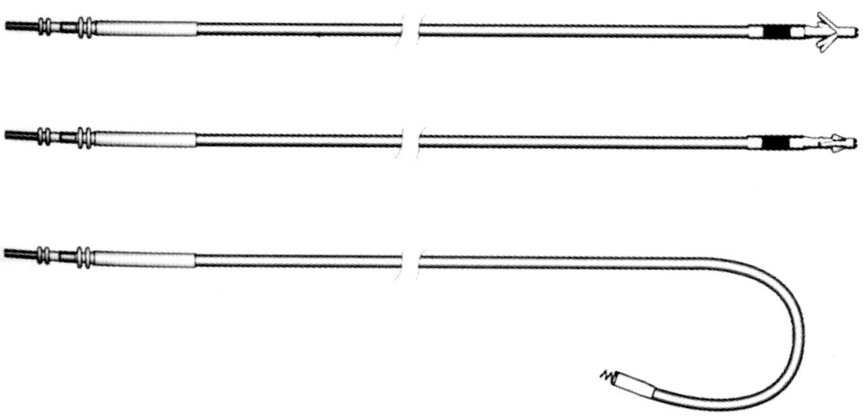

图 7.1 不同类型的电极导线 翼状、鳍状和 J 形主动固定电极是多种电极种类中的 3 种

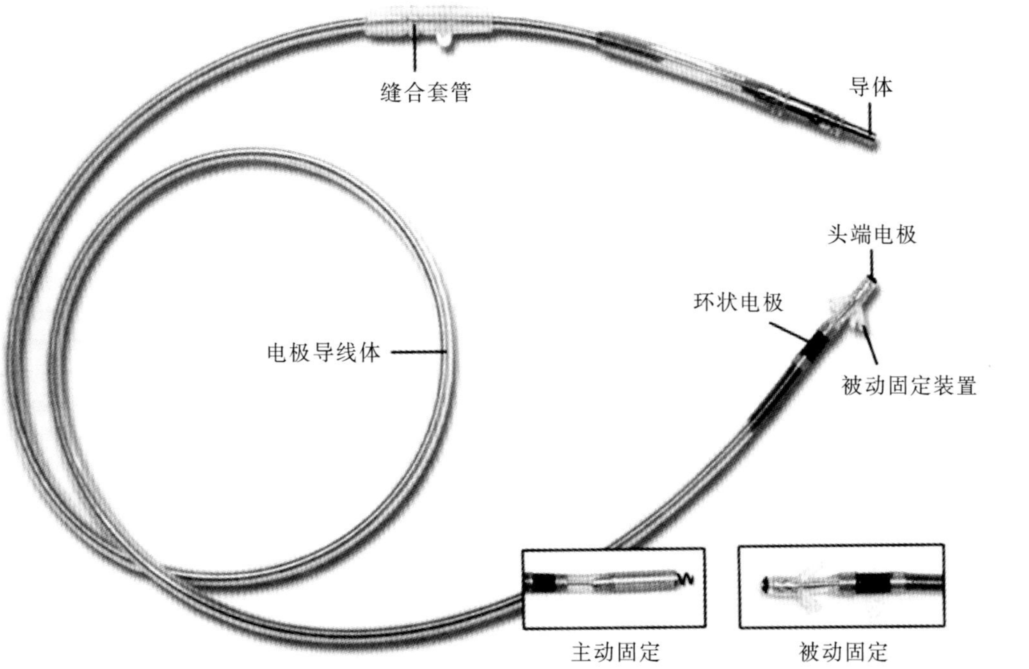

图 7.2 电极导线的结构 电极导线尾端的连接器插头插入起搏器接口,头端用翼状或鳍状固定的被动固定电极、或用螺旋固定的主动固定电极

期稳定工作的基础。历经多年发展,已经生产出很多十分完美的固定装置用来固定电极导线。以电极导线嵌顿在心脏解剖
44 结构上(被动固定),还是旋入心肌或其他方法固定在心脏内(主动固定)为依据,将固定装置大致分成被动固定装置和主动固定装置。以往,被动固定的电极导线用得更多,但目前临床主动固定的电极导线越来越常用。

被动固定电极导线依靠头端的附属装置固定在心脏的肌小梁中。其附属装置因大小、形状及结构的不同而命名为翼状、鳍状或稳定器。目前使用的大部分被动固定电极都是翼状电极。将电极导线常规植入右室,通过电极导线的翼嵌顿在心内膜密集的肌小梁内而固定。植入时,医生需测试电极导线的各种参数,然后轻拉电极导线确定是否已固定。如果术中测试的参数不理想,需要调整电极导线位置时,只要轻轻扭转被动固定电极导线就能将其取下。

植入到适当位置后,电极导线周围形成的纤维包裹可使其非常稳定。事实上,这些纤维包裹几乎使电极导线变成心脏的一部分。无论是被动电极导线还是主动电极导线,慢性期电极导线周围都会形成纤维包裹。因此,如果电极导线已植入人体很长时间则很难被拔出。慢性期拔除电极导线有一定风险,术前必须进行仔细评估。电极导线在体内越久,拔除电极导线越容易发生并发症。

主动固定电极导线有一个必须旋入心肌组织的螺钉、挂钩或螺旋用来固定电极导线。当今应用最多的主动固定电极导线是可伸缩的螺旋电极导线。经静脉植入过程中，锥状螺旋完全缩在电极导线的头端鞘内，术者找到恰当位置后，可以操作电极导线的尾端旋转螺旋并伸出保护鞘。
45 可伸缩的螺旋设计是为保证电极导线通过三尖瓣时不会被瓣叶或腱索“挂住”。主动固定电极导线到位后旋出螺旋，将电极导线固定在选定的位置上。术者随后测试参数，如果主动固定电极导线需要变换位置时，可以反向旋转“缩回螺旋”后脱离原位，然后再次重新固定电极导线。电极导线永久放置后，电极导线和组织界面将生长出纤维包裹，保护电极导线牢牢固定在原位。

被动固定和主动固定的比较

被动固定电极导线比较多见，尤其是右心室电极导线，其植入相对容易，并在长期使用过程中性能稳定可靠。然而，电极导线头端的被动固定装置使电极导线的直径加大，比主动固定电极导线需要更粗的穿刺鞘。如果患者的入路静脉较细，从一条静脉中又需要插入两根或更多的电极导线，或术者喜欢应用尽可能小的穿刺鞘时，被动电极导线有其局限性。

主动固定电极导线相对较细，可以匹配较细的穿刺鞘，但在电极导线与组织的界面可能发生损伤。已经观察到被动电极导线更容易被纤维组织向内生长覆盖。这意味着，被动固定电极导线比主动固定电极导线能更快地被固定并产生良好的慢性期阈值。心房内应用主动固定电极导线时应特别慎重，此处肌小梁较少(表 7.1)。左室电极导线不在本书的讨论范围，左室起搏电极导线头端有特殊的弯度，没有右室电极导线的头端固定装置。

激素释放

过去几十年中，电极导线技术的一项重要进展是在电极导线的头端含有少量的激素(地塞米松磷酸钠)。有些是在电极导线内的一个小部位放置激素，而其它的设计则在电极导线的头端放置一个激素栓或做成头端激素涂层(图 7.3)。

植入后初始阶段起搏阈值非常低，紧接着快速升高，然后下降并稳定在一定水平(图 7.4)。对这种急性期–慢性期阈值升高的解释认为，这是电极导线接触的心肌处发生炎症反应的结果。初始，没有炎症反

表 7.1 被动固定和主动固定电极导线的比较

	主动固定电极	被动固定电极
电极导线的直径	较细	较粗
穿刺鞘大小	较细	较粗
电极–组织界面	损伤	无损伤
纤维组织覆盖	较慢	较快
植入时重新放置	容易	容易
右室应用	不常见	非常常见
心房应用	非常常见	非常少见
尾端操作固定电极	是	否
慢性期阈值	略升高	略降低

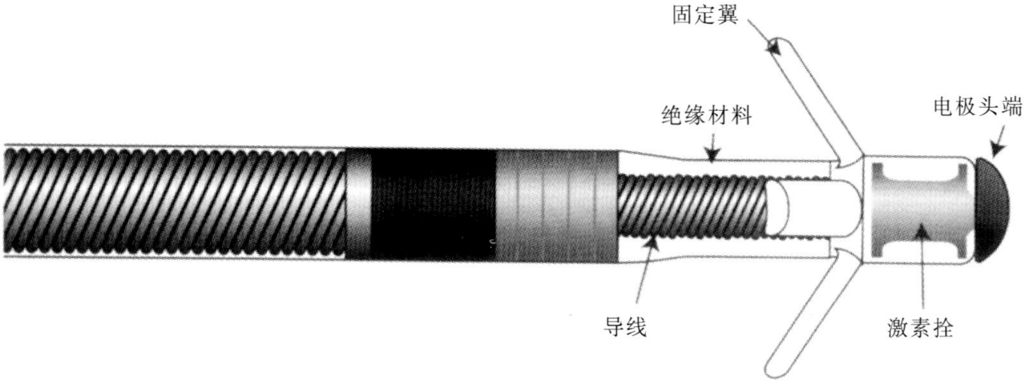

图 7.3 激素释放拴在激素释放电极导线上的位置

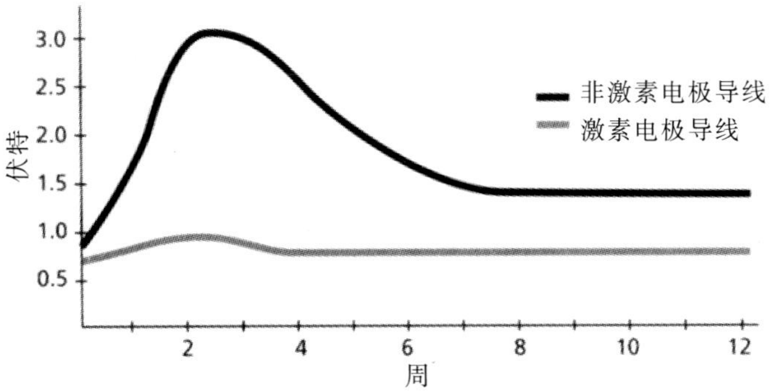

图 7.4 不同电极导线阈值的比较 非激素释放电极导线表现为起始阈值低，紧接着快速升高，然后下降并在 6~8 周稳定在一定水平。激素电极阈值的水平相对较低、阈值稳定

应，所以起搏阈值低。当电极导线与组织界面发生炎症反应时，阈值可能急剧上升。随后炎症减轻、瘢痕形成，阈值则会下降，但不会降到原来水平。

这种植入后阈值升高使医生担心起搏器的输出电压能否足够起搏心脏。阈值低时，正常输出电压会在阈值升高的高峰期造成起搏失败，所以程控新植入的起搏器输出电压等参数时，建议留出足够的安全范围。

激素释放电极导线可使炎症减轻到最低程度，几乎可以消除非激素释放电极
46 导线初始阈值升高的特征。因为激素电极导线系统从急性期到慢性期的平稳过渡，使患者一般不会出现明显的阈值波动。

虽然激素释放电极导线的临床益处已经明确，但其工作原理不完全清楚。使用激素电极导线后，电极导线组织界面周围的纤维包裹趋向于较小较薄，但不是直接降低阈值的原因。因此，当我们更明确激素电极导线究竟依靠什么原理、怎样发挥作用等问题时，激素释放技术还会进一步发展。

电极导线的结构

电极导线的双向功能包括接收心脏的自身心电信号并传输回起搏器，以及将起搏器发放的电脉冲传给心脏。电极导线有一个或两个尾端，尾端与起搏器的连接口相连。

按照惯例，只有一个头端和一个尾端的电极导线叫单极电极导线，有两个尾端

或两个头端的电极导线叫双极电极导线。这些术语有时令人费解,因为所有电极环路都有两个极:阳极(正极)和阴极(负极)。不同之处不是电极有多少(所有电极都有两个极),而是阳极和阴极位于哪里。单极电极导线上只有一个阳极或阴极,双极电极导线上既有阳极也有阴极(表7.2)。

表7.2 双极和单极电极导线的比较

47

	双极电极	单极电极
起搏信号	小	大
胸部刺激	几乎没有	可能
肌电干扰	几乎没有	可能
直径粗细	较粗	较细
柔软性	粗大、较硬	较细、较柔软
记录的可靠性	出色	几乎完美

单极电极导线将头端电极作为阴极,把起搏器的外壳作阳极,这样组成了一个大环路,相应在体表心电图上形成高的起搏脉冲信号。因为单极起搏的环路大,它可能引起邻近胸部的肌肉刺激。单极电极导线使用单导体简单技术,比双极电极导线细且柔软。人们对其可靠性和出色功能非常满意。

双极电极导线使用头端的两个电极构成阴极和阳极,形成较小、较短的环路,产生较小的起搏信号而且不会有肌肉刺激。双极电极导线必须有两条导丝或线圈传导两个电极的信号,所以通常比较粗大,柔软性可能不如单极电极导线。目前,随着双极电极导线技术的进展,已经发明了实际上比老的单极电极导线更细、更柔软的双极电极导线。新的资料显示目前的双极电极导线的功能更加可靠。

人体每天产生很多电能,包括肌电位,电极导线可以识别的一种“肌肉噪音”。双极电极导线比单极电极导线在接收心脏自身心电信号方面有独特的优势,其极少感知杂波或干扰信号,而单极大环路更容易感知到肌电位。

电学与电极导线的设计

虽然没有复杂的技术,但还是需要掌握一些基础的心电学术语才能更好地理解电极形状等的设计原理。

电流流经起搏电极导线时,无论是把心脏的自身心电信号传送到起搏器,还是把起搏器放发的脉冲信号传输到心肌组织,工程师都把它称为“电流”。任何对抗电流正常流动的东西叫做“阻抗”。我们测量电压的最好方法,是取电流乘以阻抗的结果。

起搏专家引用最多的数学公式是欧姆定律。通常表达式为V=IR,V是电压,I是电流,R是电阻。虽然电学工程师和物理学家区分电阻和阻抗存在不同,但对于起搏和欧姆定律,电阻和阻抗都一样,表达欧姆定律的实用公式是I=V/R。

从欧姆定律看,阻抗越低,电流越大。相反,阻抗越高,电流越小。因为电流与起搏器消耗电池的功率有关,因此电阻值,即阻抗是预测起搏器寿命最重要的参数。阻抗低意味着起搏器可以释放更多的电流或电能。对于起搏器来说,阻抗低,效率高。

对起搏器而言,相对低的阻抗是好事,而对电极导线而言则高阻抗有益处,因为高阻抗能降低流经的电流量,因此节省能量。所以,一般高阻抗电极(有时叫高阻抗电极)有特殊好处,因为电极表面高阻抗可节约很多能量,避免电池提前耗竭。

说到阻抗,对起搏器而言是低阻抗为

好，而对电极而言则是高阻抗好。

设计工程师们十分清楚，增加电极表面阻抗的最好办法是减小直径。电极越小，阻抗越高(图 7.5)。

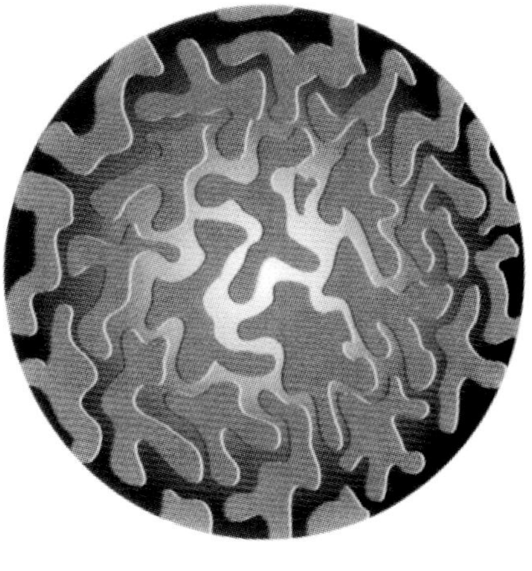

图 7.5　电极阻抗因电极表面积大小而变　电极表面积大则阈值增加，阻抗和极化电位降低。很多电极采用表面纹理丰富而不增加体积的技术，以达到增大表面积的作用。这是电极顶端的放大图

阻抗是电学环路中对抗电流力量的总和。一般来说，起搏电极阻抗的范围为 300~1500 欧姆。电极阻抗可有轻微变化，不能程控。但电极阻抗的任何明显变化(≥200 欧姆)都有提示电极出现问题的意义。随着时间的推移，不十分显著的阻抗变化也可能是电极出现问题的征兆。

48 另一个影响起搏电极的电学因素是极化，它表示电学系统中带电离子的可预测流动模式。当发放一次起搏脉冲时，阴极将吸引阳离子而排斥阴离子，阳离子不断增加。一定时间后，这些离子的增加可以影响甚至阻滞其它的离子流，使电流流动困难，需要更多的电压来中和极化(图 7.6)。已经确定极化现象与电极的表面积有关，电极表面积越大，极化电位就越低。

工程学面对这样的双重挑战：既要使电极体积很小(增加阻抗)，又要使其表面积很大(降低极化)。现代电极通过设计小电极，并在表面富于纹理以创造相对较大表面积的新技术解决了这一难题。

电极通常由铂铱、埃尔吉洛伊非磁性合金(一种特殊合成材料)、铂钛涂层、铂、氧化铱制成(图 7.7)。这些合成材料具有生物学惰性、耐腐蚀、和良好的传导特性。

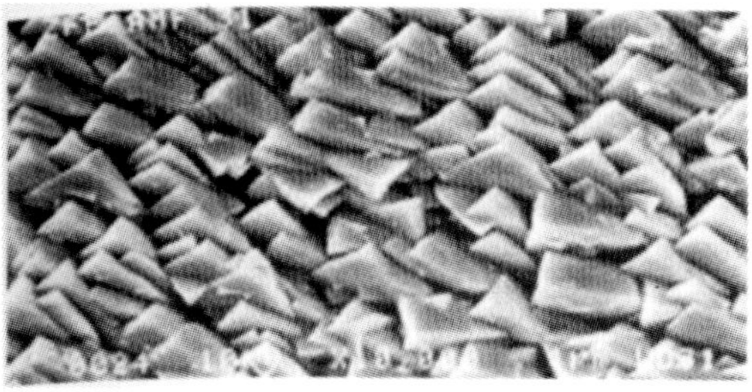

图 7.7　显微镜下电极表面的特写照片　有些电极导线使用钛涂层铂铱电极

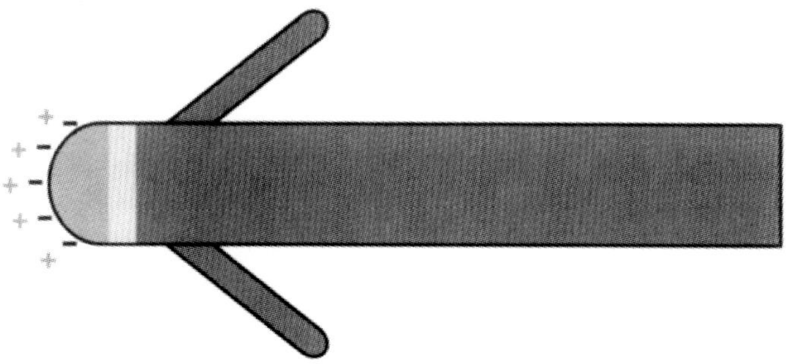

图 7.6　电极表面和周围离子的堆积形成电极头端的极化电位

电极导线

金属电极与脉冲发生器通过电极导线相连。由于人体和心脏不断在运动，起搏电极导线自植入后极容易受到机体机械压力的影响。因此，电极导线必须柔软、足够细，还要具有抗金属腐蚀性(金属腐蚀性甚至可以使牢固的导丝因经常弯曲而产生裂变或断裂)。多丝(或多层)电极导线的强度、柔软性以及抗金属腐蚀性已能满足要求(图 7.8)。

多丝导线的设计是将多股细导丝("多丝")包在一起，使导线具有一定的强度、韧性和柔软性。单丝导线只有一条线圈导丝，双丝或三丝导线则包裹两条或三条线圈导丝。更新设计的多丝方案已使用6条或6条以上的导丝。

大部分导线由一种叫 MP35N 的镍合金制成。另一种常用的导线是拉制铜线(drawn brazen strand, DBS)，该名词来自冶金技术。DBS 导线采用热银和拉制 MP35N 导丝的结合材料。

单极电极导线只需要一条导线(即电极导线上只有一个电极与起搏器相连)(图 7.9)。

双极电极导线需要两条导线(即电极导线上有两个电极与起搏器相连)(图 7.10)。

多年来，工程师已经提出多种机制使一条电极导线容纳两条线圈导线。在起搏技术早期，两条绝缘导线平行排列在电极导线内，使双极电极导线相对粗大。后来发展为"同轴双极电极导线"技术，两条导线一内一外，两者间以绝缘层相隔。同轴电极导线比单极电极导线粗、柔软性稍差。平行螺旋线圈技术和更细导线的导丝已使现代双极电极导线的直径相当细、柔软和性能可靠。

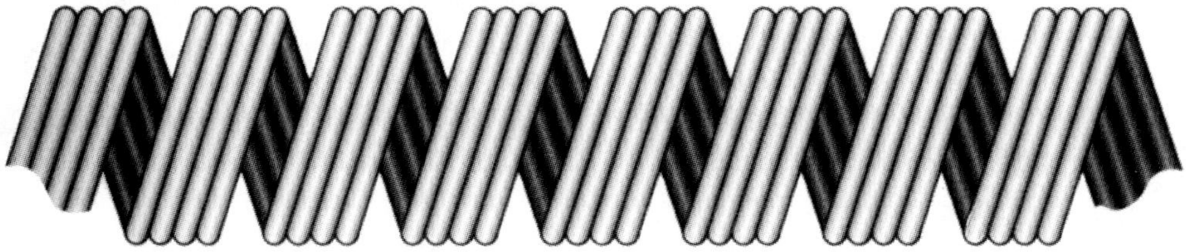

图 7.8　电极导线中的多丝导线

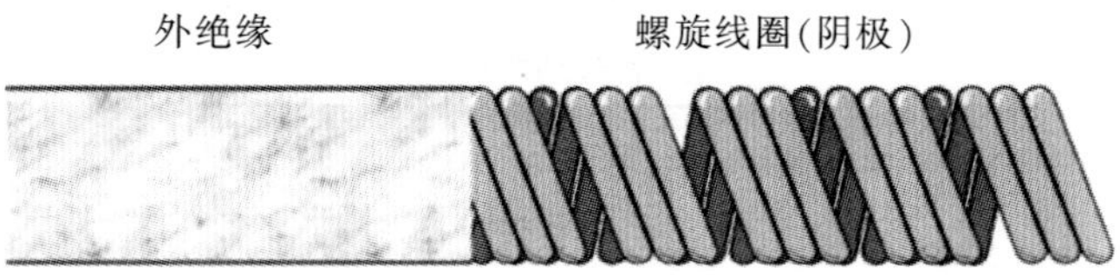

图 7.9 单极电极导线的导丝　绝缘层内，阴极仅有一条导丝的单极起搏电极导线

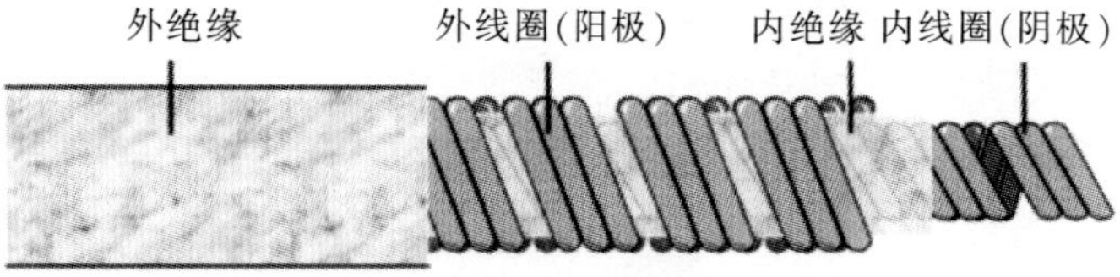

图 7.10 双极电极导线的导丝　双极电极导线的外导丝包绕在内导丝外。内外导丝间由内绝缘相隔。内导丝作阴极，外导丝作阳极

绝缘

起搏电极导线是一根绝缘导线，世界上有两种主要的绝缘材料：硅酮和聚胺酯。两者各有明显的优缺点。植入起搏器的医师经常偏爱其中一种绝缘材料制成的电极导线。

硅橡胶是早期使用的起搏电极导线的绝缘材料，至今已有 40 年历史，其性能可靠。硅酮柔软并容易生产，但容易被切伤和磨损。硅酮接触血液后摩擦系数相对较高，在静脉中不容易操作。

50 聚胺酯绝缘材料较晚才被使用。因其具有较好的强度，抗磨损，以及在血液中较低的摩擦系数，最初认为是完美的绝缘材料。然而，聚胺酯在早期有临床应用失败的历史，因此未能得到广泛应用。其失败的原因是 P80A 聚胺酯使电极绝缘层裂变和断裂。从后续的调查研究中发现，这些裂变是生产过程中的环境压力造成的，而不是电极导线在体内受损引起的。

使用 P55D 替代 P80A 和不同的生产流程，极大地改善了聚胺酯电极导线的性能。即使现代的聚胺酯电极导线表面也还会有极其微小（显微镜下可见）的裂变，但这在临床没有显著性差异。因此，聚胺酯比硅酮更具有优势，被认为是安全可靠的绝缘材料。

临床一致认为聚胺酯（P55D）和硅橡胶都是安全有效的电极导线的绝缘材料（表 7.3）。

表 7.3 电极导线的硅橡胶和聚胺酯绝缘性能的比较

	硅橡胶	聚胺酯
跟踪记录时间	较长	较短
抗撕裂性	较弱	较强
柔软性	较大	较小
切割伤、撕裂、磨损	可能性大	可能性小
血液中的摩擦力	较大	小
柔软性	更柔软	较硬
生产	容易	更复杂
环境压力裂变	不易	可能容易
金属离子氧化	不容易	容易，不能和银合用
评价	好，有长期跟踪记录	早期 P80A 曾有失败的挫折；目前应用的型号较新

连接器

电极导线的尾端插入起搏器接口而与起搏器连接。早期起搏器连接器的接口有多种，因而需要不同的适配器而使植入手术复杂化。当今的连接器已经标准化，这使多数电极尾端可以和大部分起搏器匹配。

因电极导线上的电极必须与起搏器内的电极相连接，所以双极起搏器需要双极电极导线，而单极起搏器需要单极电极导线。有些双极起搏器可以程控极性（双极或单极），但必须使用双极电极导线（如果起搏器可以程控为单极，那么双极电极可以行使单极电极导线的功能；反过来，单极电极导线只能是单极）。

现代起搏电极导线采用国际标准(IS-1)，电极导线尾端连接杆的直径3.2毫米(图7.11,表7.4)。临床工作中,旧式起搏器的接口没有密封环,长连接杆,甚至直径5或6毫米的旧电极导线都可见到。遇到这些情况时，可以通过适配器将这些旧型号的电极导线与现代起搏器接口相连接。电极导线厂家的代表可在正确连接这类系统方面提供帮助(表7.5)。

心房和心室的应用

植于右室的电极导线,多数植入医生偏爱直形被动或主动固定电极导线。对于右心房而言,其比心室小很多,壁薄而光滑,很多医生喜欢用主动固定电极导线且电极导线有一定的弯度而有利于找到心房内较好的位置。

因此，很多医生偏爱用心房预置J形电极导线放置在心房。电极导线自身可呈J形。植入过程中,医生在电极导线内放置一条硬钢丝,暂时使电极导线伸直而利于通过静脉。一旦电极导线到位,回撤钢丝使电极导线恢复J形,以便接触心房壁。然后医生启用主动固定装置,将电极导线固 51
定在光滑的心房壁上。各个厂家都有J形心房电极导线,市场上应用的电极导线都具有较高的安全性和有效性。

左心室电极导线的问题不在本书范围,在左室起搏电极导线的远端有特别的弯度用于接触左心室的特殊位置。

表 7.4 电极导线连接器和起搏器连接器接口标准

IS-1（电极）	3.2 mm 带密封环，短杆,可以是单极或双极
VS-1（起搏器）	浅孔,密封环可有可无
VS-1A（起搏器）	深孔,无密封环
VS-1B（起搏器）	深孔,有密封环

电极导线的长度

电极导线有多种长度和形状而满足不同患者的需要。多数厂家生产的各种类型的电极导线都有几种长度。儿科医生用

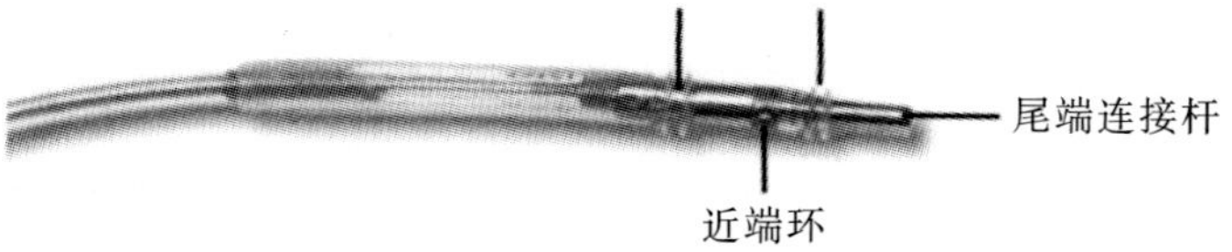

图 7.11 IS-1 连接器使用近端环和远端密封环

表 7.5　各种电极导线与起搏器连接器接口的连接

	IS-1	VS-1	VS-1A	VS-1B
IS-1 或 VS-1 短杆、有密封环电极	是	是	是	是
3.2 mm 长杆、无密封环电极	不	不	不	是
3.2 mm “Cordis”电极, 长杆、有密封环	不	不	是	是

于婴儿的电极导线通常经胸切开术后缝到心脏外膜下的心肌(而不是经静脉进入心脏)。稍大的儿童已有较大静脉,可使用经静脉植入的电极导线。实际上,这些儿科电极导线与成人电极导线的不同之处只是长度。如果没有特别的儿科电极导线时(市场上很少),医生通常使用最短的成人电极导线,将多余的部分缠绕在起搏器囊袋。成人电极导线长度有多余时也采用这种方法。

特殊的电极导线

当今,多数起搏器系统应用经静脉电极导线,也就是说,电极导线经过静脉进入心脏。其他电极导线很少在临床常规使用。

前面提到的心肌电极,用于经胸切开术缝到心脏外膜。这种电极导线曾经在体内除颤器植入时经常使用,但现在主要用于婴幼儿, 或者在开胸植入起搏器术中。心肌电极需要经外科医生手术植入,使用某种片状或丝制网状物缝到心脏外壁而固定电极(图 7.12)。

临时起搏电极导线也称“心脏导线”,经静脉到达心脏,尾端在体外连接临时起搏器。临时起搏器可以在不影响起搏器寿命的情况下发放较高能量的起搏脉冲,所

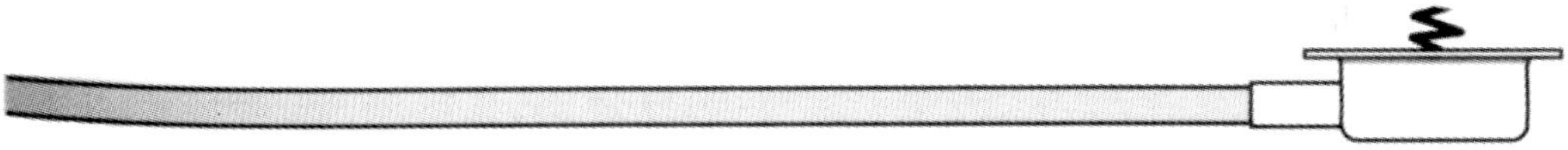

图 7.12 开胸植入的心肌电极 该电极缝到心脏外膜上

以临时起搏电极不需非常精确地定位。因而也不需要仔细寻找临时起搏电极导线在心脏内的最佳位置以取得最低的起搏阈值。临时起搏器简单来说就是:短期使用,常在住院期间使用。患者出院时应将临时起搏电极导线彻底取出。

参考文献

1 Arnsbo P, Moller M. Updated appraisal of pacing lead performance from the Danish Pacemaker Registry: the reliability of bipolar pacing leads has improved. PACE 2000;23:1401–6.

2 Byrd CL, Wilkoff BL, Love CJ *et al.* Intravascular extraction of problematic or infected permanent pacemaker leads: 1994 –1996. US Extraction Database MED Institute. *PACE* 1999; 22:1348–57.

3 Crossley GH. Cardiac pacing leads. *Cardiology Clin* 2000; 18: 95–112.

4 Rhoden WE, Llewellyn MJ, Schofield SW *et al.* Acute chronic performance of a steroid - eluting electrode for ventricular pacing, *Int J Cardiol* 1992; 37:209–12.

5 Sharif MN, Wyse DG, Rothschild JM *et al.* Changes in pacing lead impedance over time predict lead failure. *Am J Cardiol* 1998; 82: 600–3.

54 膜后囊袋就制成了。多数术者习惯将吸附有抗生素液的纱布放入囊袋中，直到需使用时才从囊袋取出。

目前起搏器体积小，形状扁，不会尖锐地突出皮肤，适于大多数患者。对某些女性患者，尤其年龄很小或瘦长体型者，可以在乳房下方制作囊袋(图 8.2)。这个过程需要进行普通麻醉，应在乳房皱褶处(乳房下垂时观察)做切口，深达胸筋膜，需要一个制作隧道的工具。术中需要限制乳房大幅度移动，同时应当便于进行程控和更换(利用乳房下切口)，外观看不见疤痕和起搏器，不影响正常的哺乳。

小儿、儿童或体型非常瘦者，可能需要在腹部制作起搏器囊袋。

静脉入路

起搏器植入的下一步是放置电极导线，现在几乎都是经静脉途径植入电极导线。患者的解剖结构、电极导线的粗细和形状、起搏器类型(单或双电极导线)以及术者的习惯都可影响入路静脉的选择。虽然可以通过颈内、外静脉、髂股静脉或腋静脉等途径植入电极导线，但最常见的静脉仍然是头静脉和锁骨下静脉(图 8.3)。

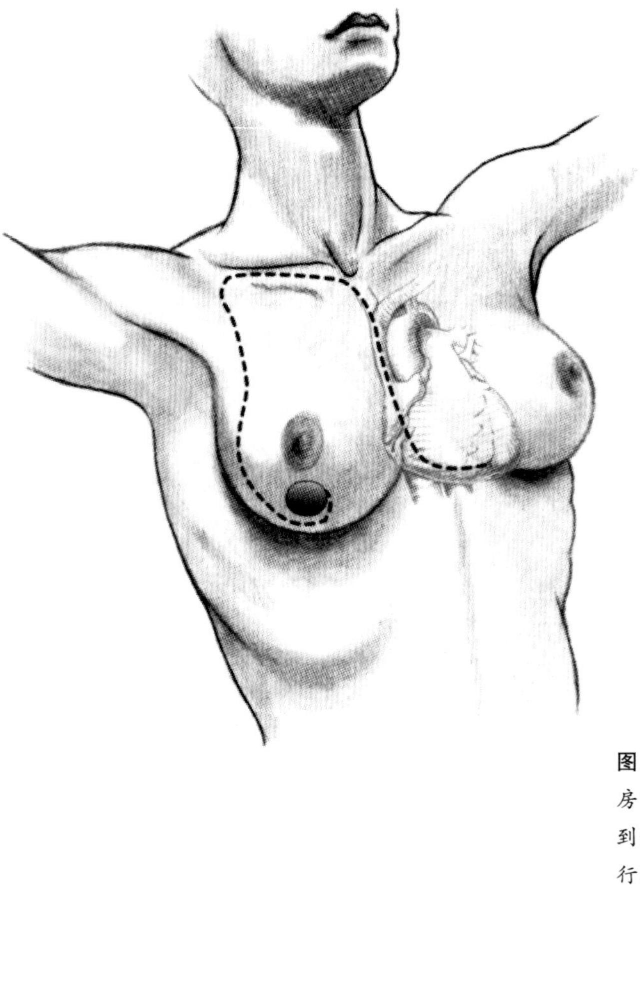

图.8.2 乳房下方切口做囊袋示意图 乳房下切口行起搏器植入术后从外观看不到起搏器和疤痕，但通过原切口容易进行程控和更换

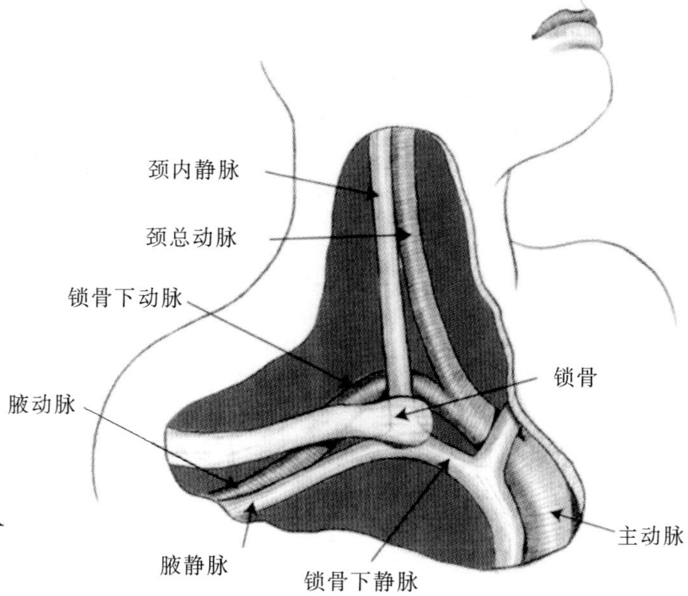

图 8.3 起搏器植入的入路静脉 很多静脉可作为起搏器植入的入路静脉，但锁骨下和头静脉最常用

锁骨下穿刺最常采用 Seldinger 技术。穿刺时取一根 18 号穿刺针连接一个 10ml（含麻药）注射器，通过囊袋开口进行穿刺。针的斜面朝下，从锁骨的中内 1/3 交界处朝向胸骨切迹上方缓慢进针，进针过程
55 中给少量麻药，到达锁骨时，进针角度加大直至针尖滑行于锁骨下。一旦到达锁骨下，需要控制进针方向，否则改变方向可能撕裂相关的组织结构。穿刺过程需在负压下进针，穿破静脉时则有静脉血吸入注射器。若不慎穿到动脉，脉压会突然增高，血液颜色鲜红（需立即拔除针头并加压使伤口闭合）。

Seldinger 技术有时被称为“锁骨下盲穿”。因为此项技术是通过穿刺针来寻找锁骨下静脉，而不是静脉切开（需要更多的外科技术）（图 8.4）。这种穿刺方法存在一定的危险，当患者锁骨下静脉解剖正常时穿刺成功率高。若 Seldinger 技术反复穿刺均不能找到锁骨下静脉时，提示静脉闭塞或解剖部位不正常。应尝试其他方法而不是继续盲穿。

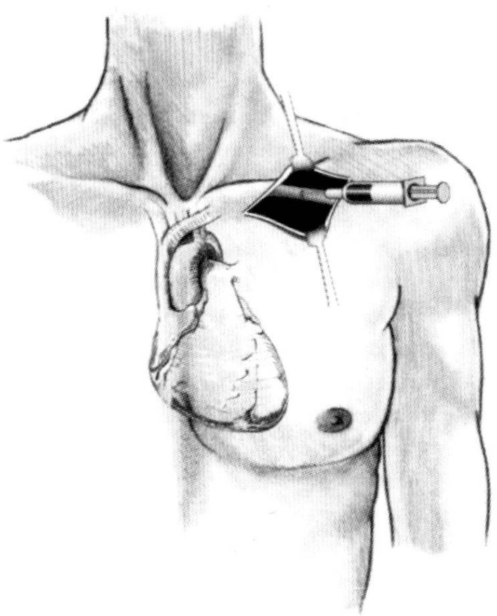

图 8.4　Seldinger 技术　该技术可用于起搏器电极导线植入时的静脉穿刺，有时被称为“锁骨下盲穿”，因为此项技术是通过穿刺针寻找锁骨下静脉，而不是用静脉切开的方法

Seldinger 技术用一支连接 10ml 注射
56 器的 18 号穿刺针从锁骨的中内 1/3 交界处
进针。静脉穿刺部位的标志在第一肋骨与锁骨之间的胸骨外侧，进针角度约 40 度(图 8.5)。

一旦锁骨下静脉穿刺成功(通过回抽血液证实)，拔去注射器并沿穿刺针送入导引钢丝至右心(图 8.6)。需要在透视下明确钢丝前行并证实钢丝的部位。钢丝到位后，拔去穿刺针，通过导引钢丝送入扩张鞘及撕开鞘(图 8.7)。

鞘管到位后，拔除导引钢丝和扩张鞘，送入心内电极导线(图 8.8)。

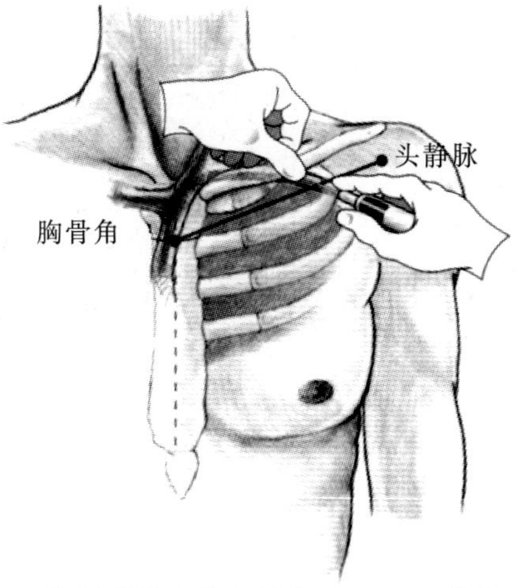

图 8.5 锁骨下静脉的穿刺点 Seldinger 技术中，想象第一肋与胸骨间存在一条线，进针点在此线大约锁骨中线处

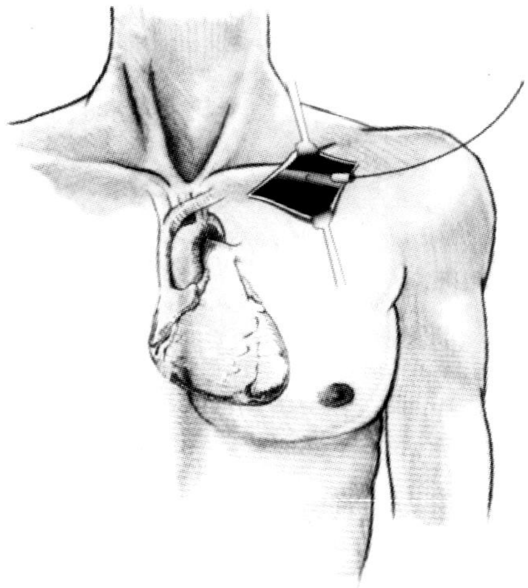

图 8.6 锁骨下静脉穿刺成功，且拔去针管

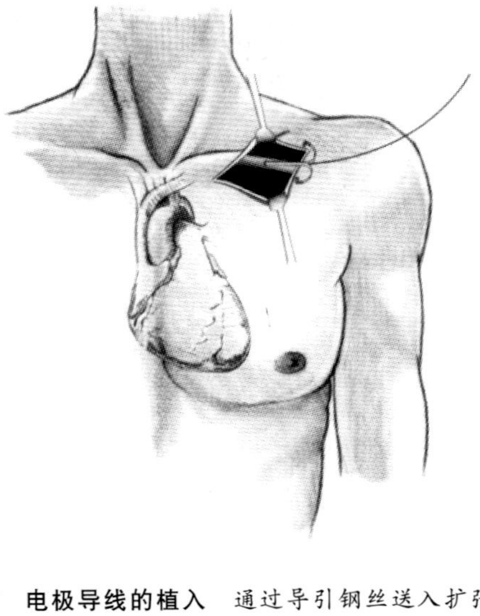

图 8.7 电极导线的植入 通过导引钢丝送入扩张鞘及撕开鞘，鞘管到位后，拔除导引钢丝和扩张鞘，保留撕开鞘直到植入电极导线，在手术结束时弃去撕开鞘

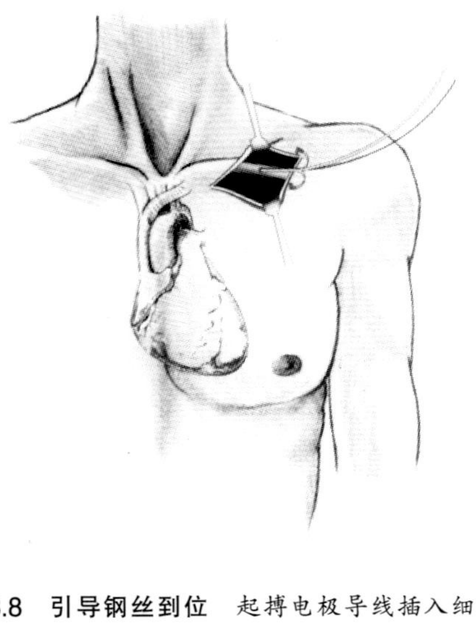

图 8.8 引导钢丝到位 起搏电极导线插入细钢丝后则具有一定硬度，继而带细钢丝的电极导线在 X 影像指导下通过鞘管进入心脏

鞘管有多种规格，通常从 8 到 14 French 不等(French 是衡量鞘管直径的度量单位)(图 8.9)。所需鞘管的规格取决于所用电极导线的粗细(电极导线上的标签限定了所用鞘管的号码)，并且一般习惯用尽可能小的鞘管。当需要从一根鞘管植入两根电极导线(双腔系统)或使用双极 57
电极导线(比单极导线粗)时,需要使用相对较粗的鞘管。

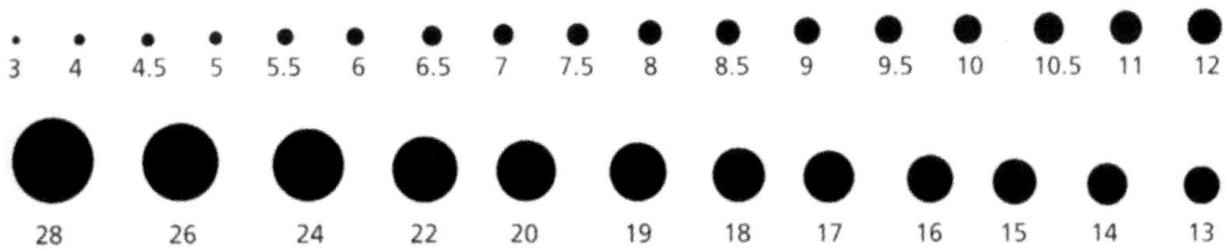

图 8.9　3–28F 不同直径规格的示意图　衡量电极导线和鞘管直径的单位称为 French。在起搏器植入术中 8–10F 的鞘管最常用

有些术者习惯选择头静脉为入路,该方法需要行静脉切开。头静脉位于肩胛沟，后者位于三角肌与胸大肌之间（图 8.10)。与 Seldinger 方法比较,此方法更接近外科手术,但实际所用的外科技术并不多,且多数患者头静脉所在部位的定位并不困难。一旦证实为所选静脉后,需将其暴露并行小切口(图 8.11)。

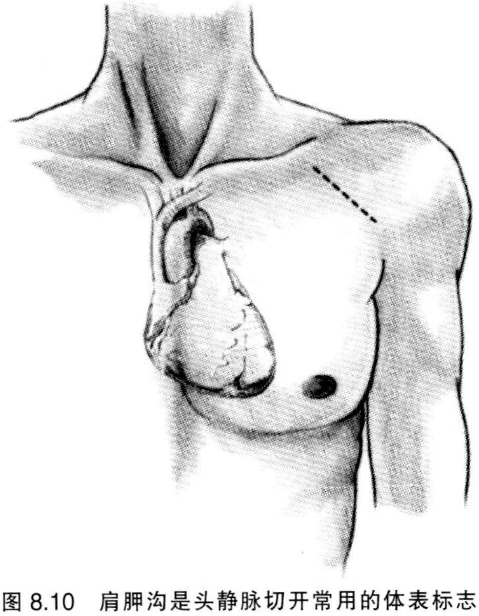

图 8.10　肩胛沟是头静脉切开常用的体表标志

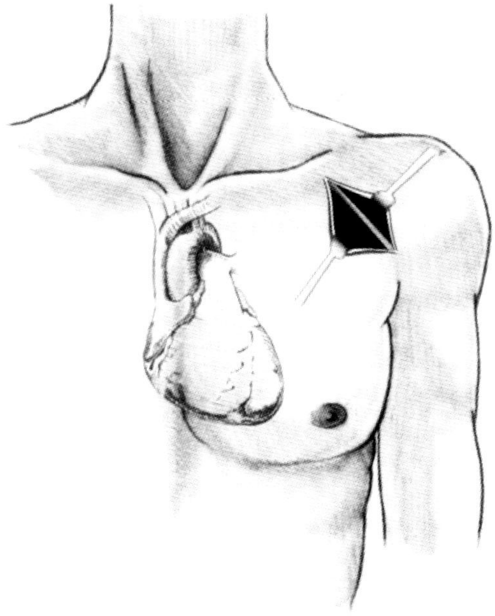

图 8.11　静脉切开的方法暴露头静脉　静脉暴露后切开一小口并通过此切口放置导引钢丝

手术前应注意头静脉的粗细和解剖部位。如果头静脉足够粗大,电极导线足以通过。一般静脉的粗细和形状足以使导引钢丝通过,在 X 线的指引下导引钢丝通过头静脉到达右心腔。和锁骨下静脉穿刺一样，将鞘管通过导引钢丝置于相关部位。

采用头静脉植入术式时,电极导线送入右侧心脏后仍可保留导引钢丝。这种方法有时被称为“保留导引钢丝的技巧”。

头静脉切开法比锁骨下穿刺更具挑战性,对术者而言需要进行外科判断。当标准的导引钢丝不能有效发挥作用时,应用一根可弯曲的导引钢丝能取得较好效果。曾有小样本报道显示:应用可弯曲的导引钢丝可使头静脉切开方法的成功率达 94%。

心室电极导线的固定

放置电极导线时需要在心腔内寻找合适的部位,通过测量相关的各参数指标予以证实。进行此项操作需要相关的心脏解剖学知识,同时需具备电极导线的操作及固定技巧。

电极导线到达上腔静脉后,下行则相对顺利。在此水平,轻轻回撤钢丝的同时轻微来回移动电极导线就能使其通过三尖瓣环。如果电极导线反复受阻于三尖瓣环时,一些术者常拔出直形钢丝制成弯钢丝(通常用戴有手套的拇指和食指制造一
58 个自然的弯曲;图 8.12),然后用弯钢丝替代直形钢丝。电极导线到达右室流出道前一直使用弯钢丝,随后改用直钢丝。

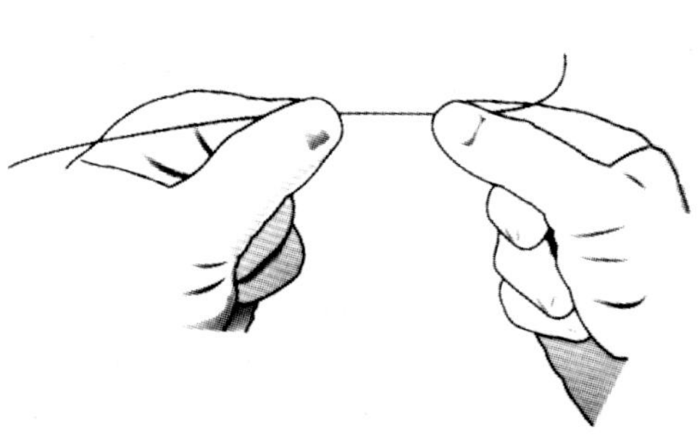

图 8.12 弯形导引钢丝的制作 需要时,应用戴着手套的手指将导引钢丝的头部做成一定的弯度

电极导线跨过三尖瓣到达右室流出道时,此时需对其位置进行影像学证实。由于右室流出道位置靠前,侧位影像显示流出道电极导线在胸骨后。大多数电极导线放置在右室心尖部(非流出道),但有时也选择其他部位,包括右室流出道。

右室电极导线进入流出道后,缓慢回撤钢丝就可使电极导线的头端“下滑”至心尖部。也可用其他方法使电极导线到达合适的位置。例如令患者深吸气时心尖下降至膈,也有利于右室电极导线的植入。

如果使用的是被动固定电极导线,电极导线容易到达右室心尖部致密的肌小梁。目前,越来越多的术者选择主动固定电极导线,尤其当电极导线需要选择性植入某些部位时(例如流出道或间隔)。这时,主动固定技术是将电极导线的顶端(通常有一可伸缩的螺旋)旋进心内膜心肌。

临床实践中,通常在置入心房电极导线前测定心室电极导线的相关参数。

心房电极导线的固定

目前使用的心房电极导线的起搏系统多是双腔起搏器,即需要植入两根电极导线。若进行单腔心房电极导线的植入时,需要按照上述的锁骨下或头静脉途径进行电极导线的植入。

若用锁骨下途径(采用 Seldinger 法或 59
Seldinger 改良法),可沿同一支鞘管同时插入两根电极导线(图 8.13),此方法尤其适用于锁骨下静脉较粗而电极导线相对较细者。一根大的鞘管可同时容纳两根双极电极导线(如 14F 鞘管)。首先植入心室电极导线并固定,随后植入心房电极导线。

另一个通过锁骨下静脉途径植入双电极导线的方法是分别进行两次穿刺(图

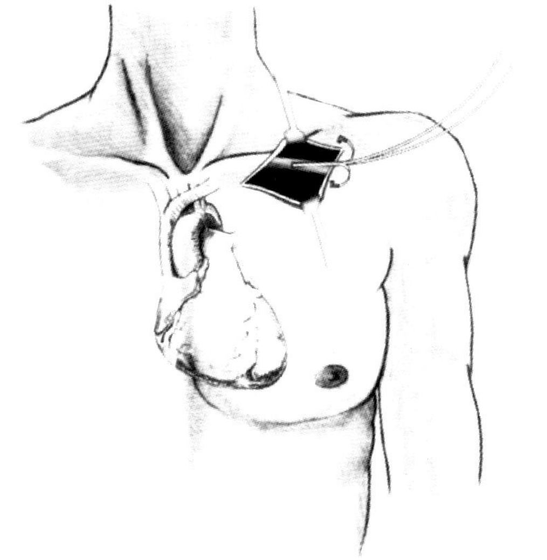

图 8.13　单鞘管植入两根电极导线法　锁骨下静脉放置一根撕开鞘,心房和心室电极导线都通过此鞘管植入。此方法仅需要一根钢丝,但所需鞘管的直径相对粗大

8.14)。首先进行第一次静脉穿刺植入心室电极导线,接着进行第二次静脉穿刺植入心房电极导线。此方法减少了两根电极导线在相同部位互相影响的弊端,但需要进行两次静脉穿刺。

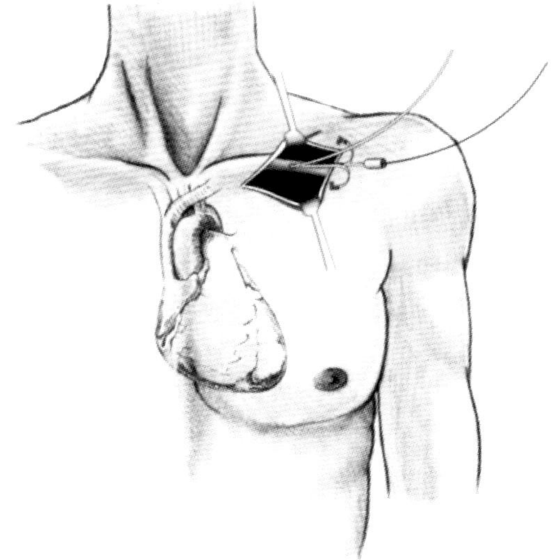

图 8.14　两个鞘管植入两根电极导线　术者可选择较小号的鞘管,但术中需两次入路静脉的穿刺

还有一种方法是保留导引钢丝,锁骨下或头静脉途径均可采用此方法。操作过程中,首先植入一根电极导线并保留导引钢丝,接着通过该导引钢丝置入一根新的鞘管进而插入第二根电极导线。

植入心房电极导线比心室电极导线更加困难,因为心房小,房壁薄,肌小梁更少,某些患者甚至还有解剖学的变化。最常见的心房起搏部位是右心耳,但其他部位也越来越多地被应用,使一些心房结构异常的患者有了更多选择。

心房电极导线多数呈J形，术者通过插入一根直形钢丝使其变直而容易到达心腔。当电极导线到达右房中部时,通过影像学观察，电极导线的头端应该朝向低位右房。此时再将直形钢丝退出约10cm,恢复电极导线头部的J形。轻轻上提电极导线使其到达右心耳,这些过程可经影像学证实。

需植入两根电极导线时，在植入心房电极导线时要避免心室电极导线发生移位。

多数心房电极导线需使用主动固定方法,植入时心房电极导线需用螺旋的方法进行固定。

术中测试

60

术中先应测试心脏自身心电信号的幅度。因为先测试起搏阈值能导致少数患者的起搏器依赖。这种情况下,没有潜在的心脏自身节律无法测试感知功能。起搏器依赖的患者没有可供测试的自身心电信号,而获得性起搏器依赖现象多数是短暂的。**在测试起搏阈值前测试自身心电信号(感知)就可避免发生起搏器依赖。**

感知测试即通过起搏测试仪(PSA)测量心腔内自主心电信号的幅度，后者可记录为心腔内电图,与心电图相似。两者的区别是,心腔内电图记录的是心脏内部的局部电活动,而心电图是传导到体表的整体心脏电活动。通过 PSA 测量心腔内电信号幅度的高低可确定其是否足以被起搏器感知。一般原则是心室腔内心电信号振幅高于 5mV,最好在 6~10mV 之间,而心房高于 2mV 即可。

感知不好时,术者可更换电极导线的位置并重新进行测试。在起搏器植入术中,为了获得较好的起搏和感知阈值,术者常需在多个部位移动电极导线。此操作被称为"标测",是最耗时的手术过程之一。

为确定起搏电极导线已到合适的位置,必须在电极导线与脉冲发生器连接前进行电信号的测试。此测试通过人工操作的起搏测试仪(PSA)进行,用来评估起搏和感知阈值。其需要一个能熟练操作 PSA 的人员进行。

首先,需将 PSA 的起搏频率程控至高于自身心率。PSA 输出较高能量的起搏脉冲。其对患者心脏的起搏作用通过心电图判断。最初的输出必须能够夺获心脏,在心电图表现为一个起搏脉冲后紧随一次心脏除极波。然后逐步降低 PSA 的输出脉冲能量直到失夺获。失夺获前的有效起搏输出值则是起搏阈值。换句话说,**夺获或起搏阈值是指稳定而有效夺获心脏所需的最低能量。**

通常两个心腔的起搏阈值都应低于 1V,阈值主要与电极导线的植入部位有关。有时仅轻微移动电极导线或在相同的位置重新植入就可使阈值发生很大的变化。因此,如果认为阈值过高时,可以调整电极导线的植入位置并用 PSA 再次测试。

理想的感知和起搏阈值是起搏器能长期正常工作的关键因素之一。临床实践中,通常是心内感知信号越大,起搏器植入后的感知功能越好。同样,起搏或夺获阈值越低提示被激动的心肌组织越健康。若能以较低的能量激动健康组织,则在植入后能长期有效地夺获心脏。理论基础是:健康的心肌组织输出信号高时则起搏所需的能量小。

植入时,还要应用 PSA 测量电极导线的阻抗。电极阻抗不能进行程控并且波动范围大,但其能提示某些潜在的问题。

- **低阻抗** 提示电极导线绝缘存在问题(例如电极导线磨损或破损)。
- **高阻抗** 提示电极导线断裂,即电极导线传导线圈出现问题。

电极导线阻抗随电极导线类型的不同而异,因此需要检查电极导线表面的标签来判断其阻抗是高或低,记录植入时的阻抗,每次随访都需要测量阻抗。≥200 欧(升高或降低)的阻抗变化提示电极导线出现了问题。

与起搏器连接

电极导线正确植入后,将起搏器从包装盒取出。把电极导线的尾端插入起搏器的接口内。需将电极导线充分插入,根据所用类型,通过旋紧螺钉或其他方法将电极导线连接到适当的位置。从囊袋取出蘸有抗生素的纱布并将起搏器植入囊袋。如电极导线过长,可将其盘绕在起搏器下面一同放入囊袋中。有些起搏器需要辨别正反面,而有些并无此要求。(可向起搏器厂家或其产品代表获取相关信息)

最后缝合囊袋(图 8.15)。通常,患者当天晚上须留院观察,第 2 天则可出院。

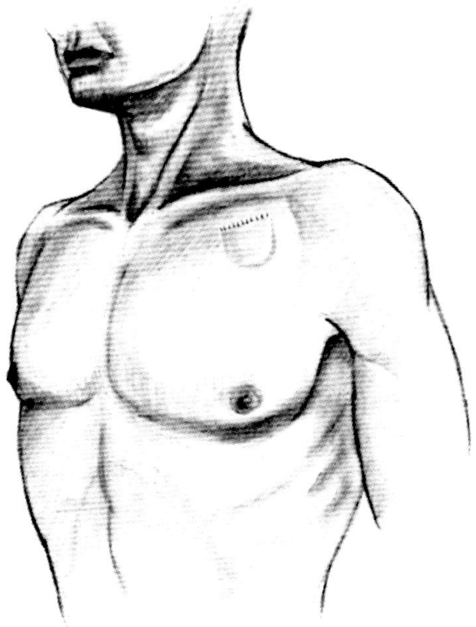

图 8.15 起搏器囊袋缝合

参考文献

1 Byrd CL.Safe introducer technique for pacemaker lead implantation.*PACE* 1992;15:262–7.

2 Furman S,Hayes DL,Holmes DR.*A Practice of Cardiac Pacing*,3rd edn.Mount Kisco,NY:Futura, 1993.

3 Gadhohe A,Roth JA.Retromammary implantation of an ICD using a single lead system:an alternative approach to pectoral implantation in women. *PACE* 1997;20(1 Part 1);128–9.

4 Kistler PM,Fynn SP,Mond HG.The subpectoral pacemaker implant:it isn't what it seems! *PACE* 2004:27:361–4.

5 Neri R,Cesario AS,Baragli D et al.Permanent pacing lead insertion through the cephalic vein using a hydrophilic guidewire.*PACE* 2003;26: 2313–14.

6 Parsonnet V,Roelke M.The cephalic vein cutdown versus subclavian puncture for pacemaker/ ICD lead implantation.*PACE*1999;**22**:695–7.

7 Shimada H,Hashino K,Yuki M *et al* .Percutaneous cephalic approach for permanent pacemaker implantation.*PACE* 1999;**22**:1499–501.

8 Sternbach G.Sven Ivar Seldinger:catheter introduction on a flexible leader. *J Emerg Med* 1990; **8**:635–7.

9 Tse HF,Lau CP,Leung SK **et al**.A cephalic vein cutdown and venography technique to facilitate pacemaker and defi - brillator lead implantation. *PACE* 2001;**24**(4Part 1):469–73.

本章要点

- 虽然植入方法因人而异(有时可能需要非常规的技巧)，但目前经静脉植入电极导线多数采用锁骨下或头静脉途径。
- 锁骨下静脉途径通常用 Seldinger 方法(盲穿法)
- 头静脉途径常采用切开术(分离)
- 其他可用于起搏器电极导线植入的静脉包括颈内和颈外静脉、腋静脉等。
- 在植入双腔起搏器时,两根电极导线可通过一个或两个切口植入。
- 一旦静脉穿刺成功，需送入导引钢丝。接着沿导引钢丝送入扩张鞘及撕开鞘,然后拔出导引钢丝(保留导引钢丝方法除外)，在 X 线影像的指导下将电极导线植入适当位置。
- 保留导引钢丝的方法是通过一个切口植入两根电极导线,完成第一根电极导线的植入后,保留导引钢丝不拔出鞘管，接着沿原钢丝送入新的鞘管,然后植入第二根电极导线。
- 囊袋大小应足以容纳起搏器,对要求美容或瘦弱的女性在乳房下制作囊袋是一个较好的选择。
- 植入起搏电极导线后,需用 PSA 测试感知,起搏阈值和电极导线的阻抗。
- 为获得理想的测试参数,术者需要决定是否进行电极导线的重新植入。
- 通常先测试自身的心电信号幅度(感知)，然后测量起搏阈值以避免发生起搏器依赖。
- 术中测试的理想结果:起搏阈值<1V;心房理想的感知阈值是 2~3mV,心室是 4~10mV。电极阻抗与所用的电极导线类型有关,但是高阻抗提示电极导线断裂,低阻抗提示绝缘层损坏。
- 健康组织发放的自身电信号大,被激动时所需的能量小。在术中应尽可能找到自身心电信号高而夺获阈值低的部位。
- 当术中测试结果理想,应将电极导线连接到起搏器，并将起搏器植入囊袋,最后缝合和关闭囊袋。
- 多数起搏器植入术仅需局麻,可在外科或心导管手术室进行,绝大多数患者须住院一晚。
- 有时起搏器厂商的代表能参与起搏器植入手术过程,并提供有关起搏器的信息，如该起搏器的特点和功能等。

(尹军祥 译)

第9章

单腔起搏

63 单腔起搏器具有永久心脏起搏器的两个基本功能：起搏夺获心脏和感知心脏的自身心电信号。对起搏和感知功能的概念没有深入理解时，就不可能理解复杂的起搏器功能。本章从起搏器的基本概念开始讲述。

夺获

起搏器通过心内膜的起搏电极发放足够的电能，使心脏除极而达到起搏的目的。这种来自脉冲发生器的电能引起的心脏除极称为“夺获”，这一概念是起搏功能的基石。

起搏器输出脉冲在体表心电图表现为一条窄而垂直的线，称为“钉样信号”或“脉冲信号”，在体表心电图或心内电图观察起搏脉冲信号是否夺获心脏十分容易。这个脉冲信号有时也称起搏波，当脉冲信号后紧随 QRS 波时表明起搏器发放了起搏脉冲并引起心室的除极，也可认为是夺获了心室。同样，P 波之前的起膊脉冲表明起搏脉冲发放之后夺获了心房，也将其认为是心房起搏。

常用的方法是观察每个心房起搏脉冲信号后固定的间期是否出现下传正常的 QRS 波群(房室阻滞除外)。值得注意的是，在正常房室传导中，激动起源于窦房结后向心房扩布，引起心房除极，心电图表现为 P 波(图 9.1)。电激动随后穿过房室结和希氏束到达左束支和右束支，然后到达浦氏纤维并激动心室。这种通过室内传导系统的快速传导在体表心电图表现为 QRS 波。正常 QRS 波的时限为 0.06~

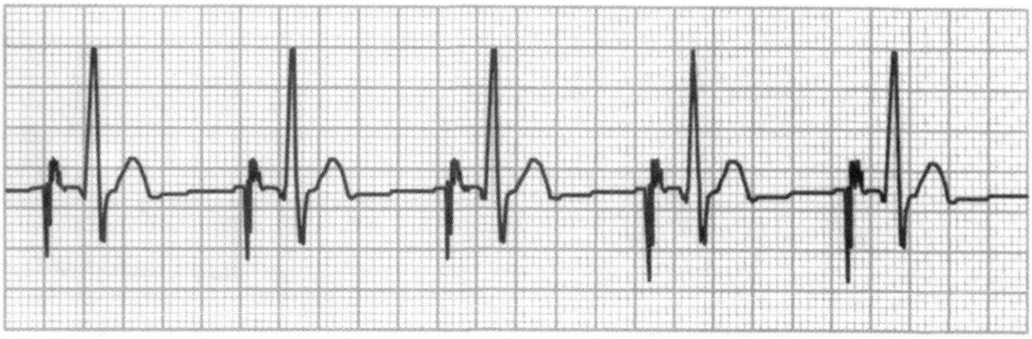

图 9.1 AAI 工作模式起搏心房

0.10s(60~100ms),为窄 QRS 波群。

心脏起搏节律时,起搏脉冲信号刺激心室形成的 QRS 波是宽的, 呈异常形态。因此,心室夺获主要表现在起搏脉冲后立即出现宽大畸形的 QRS 波(类左束支阻滞图形)(图 9.2)。QRS 波群形态的改变是因 64
起搏电极导线先刺激右室,然后电激动通过间隔激动左室。

心房夺获不容易看到,这是因心电图上 P 波幅度较低。因此,评价起搏脉冲信号后是否引起心房除极有时困难。

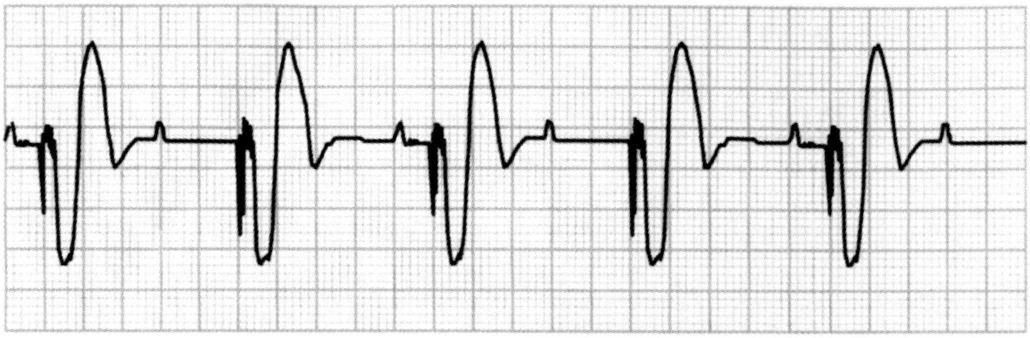

图 9.2 VVI 工作模式起搏心室

心脏失夺获在体表心电图表现为几种不同的形式。最常见的一种是起搏脉冲信号后无相应的 P 波或 QRS 波群。这表明起搏器发放了脉冲信号,但没有引起心房或心室的有效除极。

起搏器程控界面的实时心腔内电图上带有标注,其有助于医生评价心电图的含义(图 9.3)。这些标注可以让人信服地解释起搏系统如何"判断"它所检测到的自身心电信号。必须认识到起搏器可以标注感知事件,标记起搏信号,但它无法确定是否能够夺获心脏。厂商使用略有不同的符号和方法来标注记录到的图形。这些缩略语和符号设计浅显易懂。

由于很多因素可影响起搏器的工作,因而分析起搏器的工作状态时,都必须采用一整套系统的方法。有时初始的起搏心电图图形或第一印象可能误导诊断。如果起搏脉冲信号在心电图上不能引起随后的心脏除极(心电图表现为 QRS 波群或 P 波),这种现象应该首先被称为"外观性失

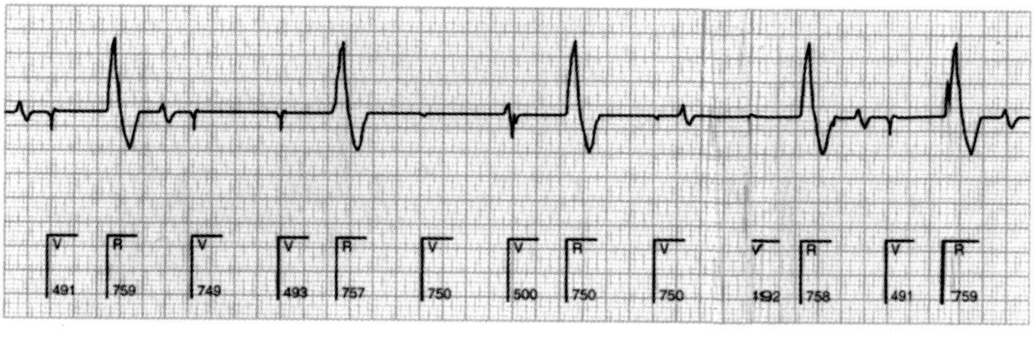

图 9.3 VVI 起搏器工作时的心腔内电图 其中,心室起搏事件用 V 表示,感知事件用 R 表示。虽然起搏器将心室起搏事件标记为 V,但心电图都没有显示心室夺获

夺获”。换言之，它看似失夺获，但很难第一眼就能明确究竟发生了什么异常情况。

有时可出现“功能性失夺获”。当起搏脉冲落入患者自身心律的不应期时可出现这种情况。每次心脏除极后，心肌都需要一定的时间才能恢复其兴奋性，然后才能再次除极，这段时间称为心肌的不应期。如果起搏脉冲信号恰好落入心肌的生理性不应期，将不伴有生理反应和电的反
65 应。起搏脉冲信号紧跟在自身心律的QRS波群之后时，就将出现心室起搏的功能性失夺获。常常通过程控能够纠正功能性失夺获。

还有另外一种常见原因也可能引起失夺获。当起搏器的输出设置(脉冲的电压和脉宽)太低时不能夺获心脏。患者的心脏具有除极能力，但需要重新调整起搏脉冲的输出参数。这种失夺获很容易通过调整输出起搏脉冲的参数而纠正。

那么，如何将起搏脉冲的输出能量调整为最佳值呢？

起搏脉冲的输出能量等于输出电压乘以脉宽，也就是说一定时间内的电能量要充足，增加电压或脉宽都能增加输出脉冲的能量。出于物理学考虑，增加电压的输出比增加脉宽更能增加总能效。能量=电压的平方×脉宽/电阻或 $E=V^2T/R$。这一公式说明电压每增加1倍，能量则增加4倍。脉宽增加1倍，能量只增加2倍。

可通过程控仪调整两个参数而改变输出脉冲的能量：即脉冲电压和脉宽(图9.4)。脉冲振幅(以电压为单位)的定义是脉冲的高度。该值多数程控为1.5V或2.2V或2.8V。多数起搏器最高只允许设置到7.5V或10V。

脉宽或脉冲时限的定义为：脉冲能量输出的时间。该参数的单位为毫秒，通常设置为0.2~0.8ms。

增加脉冲的振幅(伏特)或脉宽(毫秒)均能增加输出脉冲的能量。增加电压(脉冲的高度)比延长脉宽可以更有效地减少能量消耗和延长电池寿命。

起搏器植入过程中，需要测定起搏夺获阈值(也称起搏阈值)，是指能稳定而持续起搏心脏所需的最低能量。起搏阈值是夺获心脏的最低能量。

夺获阈值并不是固定或恒定不变的。在植入起搏器后的几周内随时存在阈值的变化，而且在起搏器的使用过程中，这种波动将一直持续。应用激素涂层起搏电极导线之前的时代，每个起搏器植入后从急性期到慢性期都经历相当大的阈值变化。这种剧烈的起搏阈值的增加使电极导线技术逐渐成熟。

无激素涂层电极导线植入心脏后，常会发生炎症反应。在“电极导线和心肌交

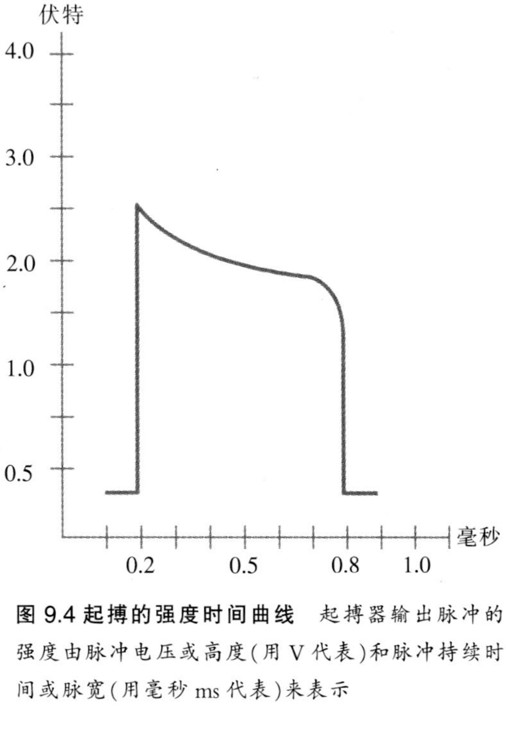

图9.4 起搏的强度时间曲线　起搏器输出脉冲的强度由脉冲电压或高度(用V代表)和脉冲持续时间或脉宽(用毫秒ms代表)来表示

界处”，也就是电极导线和心肌接触的部位将形成纤维帽。起搏电极导线的头端实际也成为心肌的一部分。这种情况下，炎症反应被电极导线的包裹所替代。术中测试的起搏阈值将会增加。过去使用的旧起搏器系统中，这种从急性期到慢性期的阈值变化发生在植入后第2~8周内。电极导线植入一定时间后，阈值会下降并稳定下来。术后阈值比术中阈值增加5倍的情况并非罕见。

随着现代起搏电极导线新的材料和
66 激素涂层电极导线的应用，现在已很少出现阈值的大幅度增加。激素涂层电极导线植入后可出现轻度的阈值增加，但仅仅是轻度增加。即便如此，在植入6~10周内也要严密监测阈值的变化。因为有些患者即使使用激素涂层电极导线，仍然可能出现较大阈值的变化。

虽然多数起搏阈值的增加发生在电极导线植入后的最初数周内，但是很多原因都能导致阈值在此后的时间内受各种因素影响而发生波动。最常引起阈值波动的两种情况是药物治疗和疾病的进展。此外，阈值也能随着进食、体位、一天当中不同的时间或植入时间的长短而变化。

为应对起搏阈值不恒定并确保持续而稳定的有效起搏，大多数临床医师采用一种简单的方法确保足够的起搏能量夺获心脏。在术中或随访时测出的起搏阈值是指需要夺获心脏的最低能量。当阈值波动时，为确保有效起搏，医生需增加起搏的“安全范围”。安全范围是能量的缓冲，指确保任何原因引起阈值增加后起搏器仍能输出足够能量的起搏脉冲进而稳定而可靠地夺获心脏。通常起搏安全范围设定为2:1或3:1，意思是程控的实际输出能量为测定阈值的2倍或3倍。

一般情况下，电压输出的安全范围为2:1（对总的起搏能量输出值来说已经足够大），而脉宽的安全范围为3:1。例如，患者的夺获阈值为1.2V(0.2ms)时，那么起搏安全范围可设置为200%，即2.4V(0.2ms)，或1.2V(0.6ms)。设定实际的输出脉冲能量与医生的临床经验和判断相关。其他影响因素包括：器械的使用寿命、医疗措施以及患者对起搏器的依赖程度。

患者的夺获阈值（亦称起搏阈值）在植入时可能比其他任何时候都低。起搏器植入的最初数周，激素涂层电极导线的阈值可能轻度增加。而植入无激素涂层电极导线时，阈值可有很大程度的增加。无激素涂层电极导线的阈值趋于稳定大约需要10周左右（激素涂层电极导线要短得多）。10周后，起搏阈值将处于平台期，波动相对比较稳定。但药物治疗的变化或疾病的进展有时导致起搏阈值大幅度变化。因此，每次随访时测定起搏阈值都十分重要。

很多起搏器和程控仪用自动或半自动方法测试起搏阈值。起搏阈值测试的基本原则是逐步降低输出脉冲的能量，同时监测心电图直到起搏脉冲失夺获。起搏阈值就是失夺获之前的输出能量。对已经掌握现代起搏器知识的有经验的医生来说，阈值测试只需数分钟即可完成(图9.5)。

感知

起搏器相关的另一个基本概念是感知功能，这是指起搏器识别心脏自身电活动的能力。感知功能十分重要，具有感知功能的起搏器能够在感知自身心律后，调整起搏器的工作状态，如感知到自身心搏后，就会抑制下一次起搏脉冲的发放，起

67

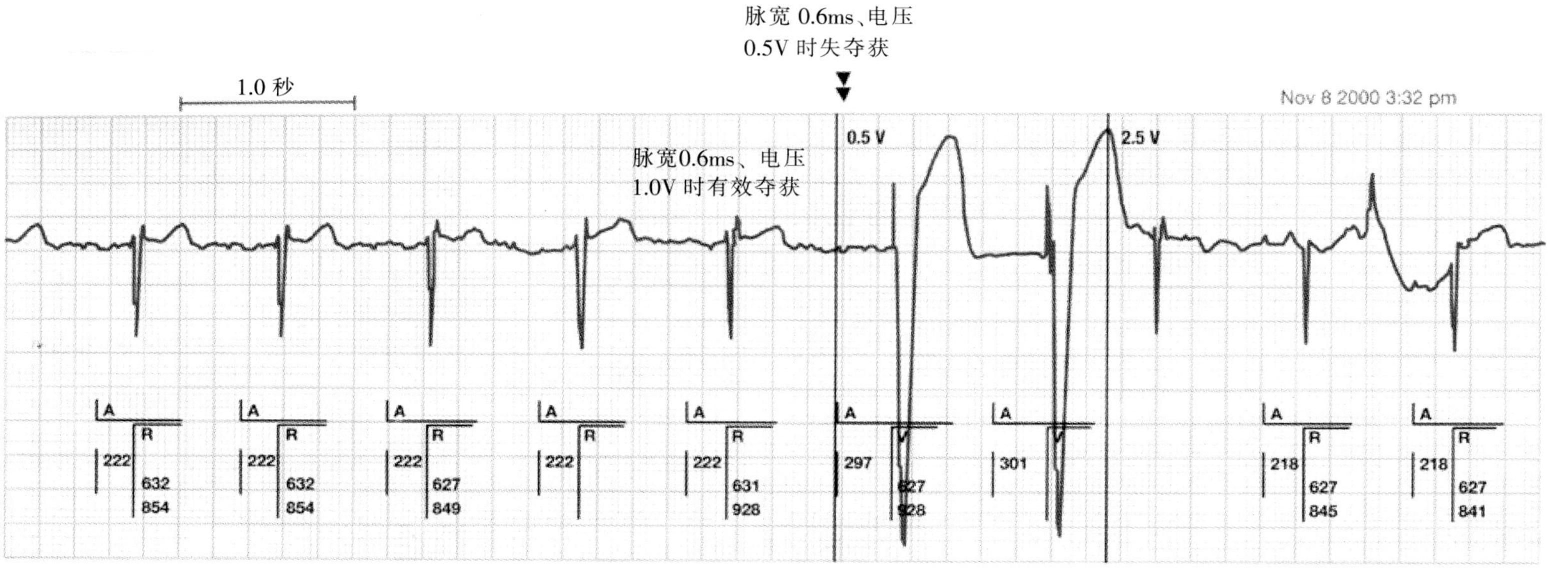

图 9.5 房室传导功能正常的患者植入双腔起搏器后心电图 图中显示逐渐降低起搏电压测试心房起搏阈值的过程，A 代表心房起搏，当电压下降到心房起搏失夺获时，无心房除极波下传心室及引起心室除极

搏脉冲不会竞争或干扰患者的自身心律。多数植入起搏器的患者都有自身心律，至少在一段时间内能占主导地位，因而感知功能十分重要。

起搏器通过位于心内膜的电极导线头端电极进行感知。心脏除极产生的心电信号被电极获取，然后传递回起搏器。有效的感知是指起搏器能可靠地检测到自身心电信号。当然，心电信号的幅度可发生变化(即使在同一天中)。电极导线的植入部位和植入方式能影响到达电极的心电信号的高低，从而影响感知功能。

可通过心电图判断感知功能是否正常。自身心搏出现时能抑制下次起搏脉冲信号的发放(心电图没有起搏脉冲信号)， 68
则提示起搏器的感知功能正常(图 9.6)。

两种重要的感知异常：一是感知过度，指感知到不存在的心电信号(或正常情况下不被感知的信号)；二是感知不良，指应该感知到的自主心电信号没有被感知。

感知过度在心电图常表现为两个钉样信号之间有异常的长间歇。即规律发放的起搏脉冲信号突然停止，在应该发放的时间没有发放脉冲信号而使心电图出现长间歇，此时起搏器发生了“感知过度”，或感知到了不存在的自主心电信号（图 9.7）。

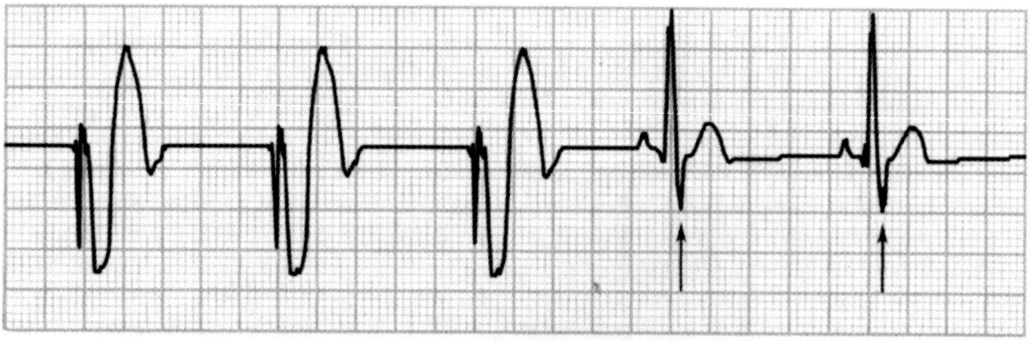

图 9.6 VVI 起搏器起搏和感知功能正常心电图 箭头指示自身心室事件被感知，抑制了下一次起搏脉冲的发放

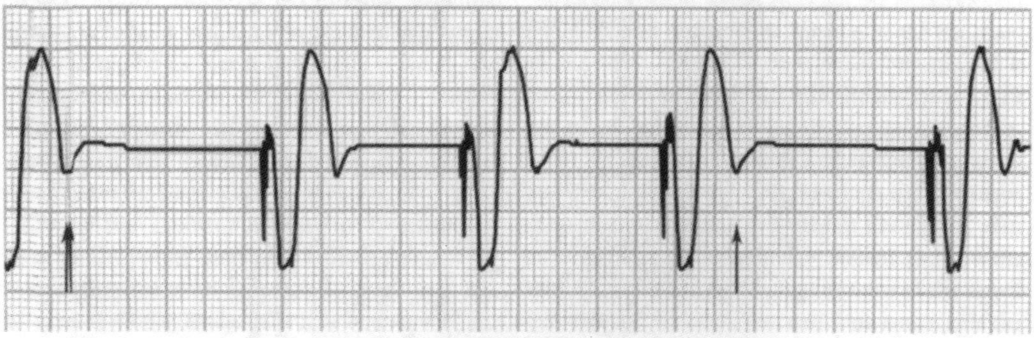

图 9.7 感知过度的心电图表现 感知过度常表现为心电图的长间歇，本图为 VVI 工作模式，两个起搏信号之间有长间歇。因起搏器感知过度而抑制了心室起搏脉冲的发放。箭头指示起搏器过度感知了低矮的信号。实际工作中，有时看不到被起搏器过度感知的信号

虽然多数临床医师习惯在诊断时阅读心电图,但有一点需要记住:心电图并不是起搏器所能“看到”的。相反,起搏器依靠的是心腔内电图,心腔内电图与心电图相似,但前者来源于心脏自身,而后者来自于皮肤体表的电位差。很多临床医师对于程控仪显示的体表心电图比较习惯。心电图和心腔内电图相互关联,但起搏器看到是心腔内信号,而不是体表心电图。

起搏器应该感知到心脏自身事件(P波或QRS波群)时,由于某种原因没有感知到时将发生感知不良(图9.8)。心电图上典型的感知不良表现为心脏自身事件后紧随有起搏脉冲信号,或起搏器未能被自身心搏重整计时周期,并发放下一次起搏脉冲。此时,存在心脏的自身心搏,但起
69 搏器未感知到自身心电信号。一种简便的记忆方法如下:

- 感知过度导致起搏脉冲过少
- 感知不良导致起搏脉冲过多

遇到起搏器感知问题时,首先要搞清起搏器感知器是否没有看到应该看到的(感知不良)或看到了不应该看到的(感知过度)电信号。感知功能通过程控的感知灵敏度来控制,感知灵敏度的单位为毫伏(mV)。感知灵敏度能调整起搏器的输入信号,确定信号的幅度高低,让起搏器做出适当的反应。

增加感知灵敏度(使感知更加灵敏)意味着降低感知灵敏度的mV数值,而降低灵敏度意味着增加mV数值:

- 增加灵敏度,降低毫伏值
- 降低灵敏度,增加毫伏值

可将灵敏度设想为一堵墙。当设置灵敏度的墙高2mV时,那么只有高于2mV的信号才能超过墙的高度而被看到。2mV灵敏度的设置使起搏器对于低于或等于2mV的信号视而不见。而大于2mV的任何信号都能被看到(图9.9)。

如果灵敏度程控值为4mV时,其提高了墙的高度。结果只有大于4mV的信号才能被起搏器看到(图9.10)。

大多数现代起搏器能设置的最高灵敏度为8mV,该值意味着墙太高了,没有几个信号可以超过该值。换句话说,高的mV数值使起搏器的感知十分不敏感(图9.11)。

虽然灵敏度设置不需要考虑能量的消耗(输出脉冲值会影响夺获),但临床上仍需谨慎设置合适的灵敏度数值。由于许多心脏自身信号是低幅信号,起搏器感知

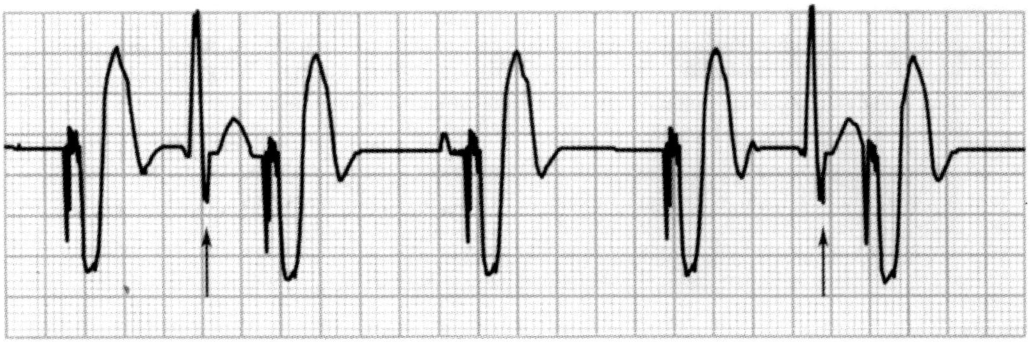

图9.8　感知不良常表现为过多起搏　起搏器在有自身心电节律的情况下,照常发放起搏脉冲,这说明起搏器没有感知到箭头指示的自身心电事件,使起搏信号及相关的心室除极波固律出现。如果起搏器正确感知到这两个事件时,应能抑制下一次心室起搏脉冲的发放

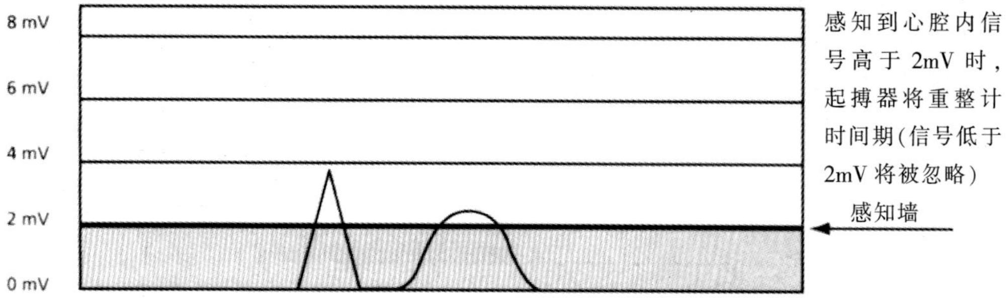

图 9.9 感知灵敏度似乎是一堵墙 当感知灵敏度设置为 2mV 时，“感知墙”只允许起搏器看到高于 2mV 的电信号

70

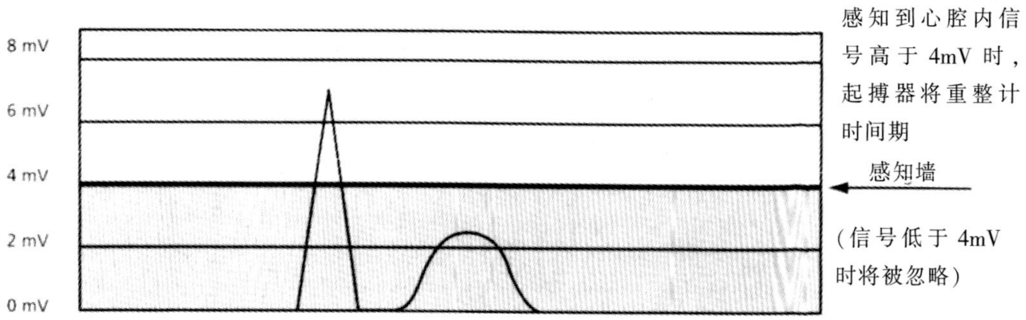

图 9.10 感知灵敏度值上调 将感知墙增高到 4mV 时，起搏器只能看到高于 4mV 的信号，这使起搏器的感知能力下降而变得不敏感

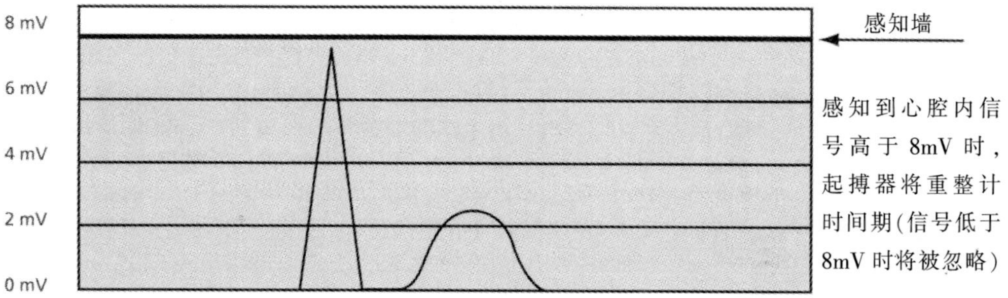

图 9.11 将感知灵敏度设为 8mV 此时，感知墙过高，起搏器只能识别非常高的电信号

应该设置得足够灵敏，以感知心脏自身的心电活动并做出反应。事实上，许多心律不齐时常有低幅心电信号出现。然而，起搏器还需避免对肌肉噪声等其他的肌电活动的过度感知。

起搏器植入时测定感知功能十分重要，随访时也要进行评估。评价感知的唯一方法是暂时将起搏器的起搏频率程控得较低，使患者心脏的自身心律占据主导。但对于起搏器依赖或血液动力不稳定的患者，可能测不到感知功能或测试时不安全。

对于能够耐受起搏器暂时被抑制的患者，设置足够低的起搏频率能显示出自身的心电活动，然后测定起搏器的感知功能。根据测试结果感知灵敏度值可以重新程控。

正确理解起搏和感知功能是理解各种不同起搏模式的基础。起搏器通过一系列的计时间期来调节起搏器的活动。为给起搏器设置精确的计时间期，Earl Bakken 在设计第一台起搏器的电路图时，专门买来 *Popular Mechanics* 一书加以参考。起搏器依靠精确地发放输出脉冲来模仿心脏的自身活动。

临床医生程控起搏器的起搏频率时，实际就是设置了"起搏间期"或"自动间期"(图 9.12)。起搏频率的程控单位为次/分(ppm)，起搏间期以毫秒(ms)计算。换算表对于计算可能有用，而该运算十分简单：60 次/分的起搏间期等于 1000ms(60 次/分 意味着 1 次/秒，1 秒等于 1000 毫秒)。如果没有感知到自主活动，起搏频率 60 次/分时则每 1000 毫秒发放一次起搏

71

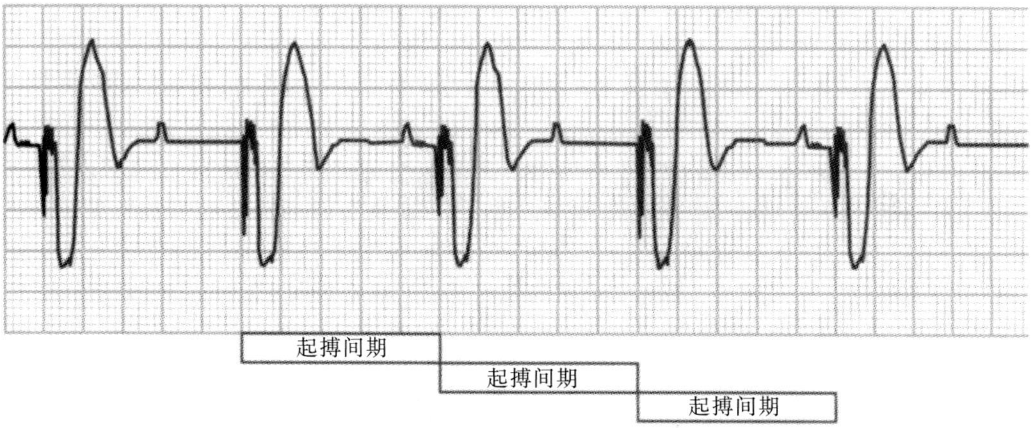

图 9.12　VVI 起搏心电图　图中每个起搏脉冲信号都夺获了心室，VV 计时间期由基础起搏间期决定

脉冲，或在心电图上每秒发放一次脉冲。

众所周知，起搏器能感知心脏自身的电活动。从感知事件到下一个起搏事件称为"逸搏间期"(图 9.13)。因此，从感知自身信号开始到下一个起搏事件之间的时间定义为"逸搏间期"。

为更好地理解起搏器如何发放起搏脉冲，尤其感知自身心搏后，我们将基础起搏周期分成不同的时间间期。在起搏或逸搏间期内，起搏器对感知到的心脏自身心搏可做出反应的一段时间称为"警觉期"。在警觉期，起搏器可感知并对任何进入该期的自身心脏活动能产生反应。对大多数起搏器而言，起搏间期中最长的部分

是警觉期。

然而，起搏器并不是在整个起搏或逸搏间期中都处于警觉期。因为有很多潜在的电信号能干扰起搏器，例如：

- 来自上一个起搏脉冲的剩余电流
- 心肌组织的极化电位，也能产生很多能量
- 心室除极后的T波。

为预防起搏器对上述电信号产生反应（也为了避免R on T现象），起搏或逸搏间期中有一段时间称为感知器的“不应期”。在不应期中，起搏器的感知器对任何电信号不发生反应（图9.14）（注意：在不应期中起搏器仍可“看到”信号，但不发生反应）。

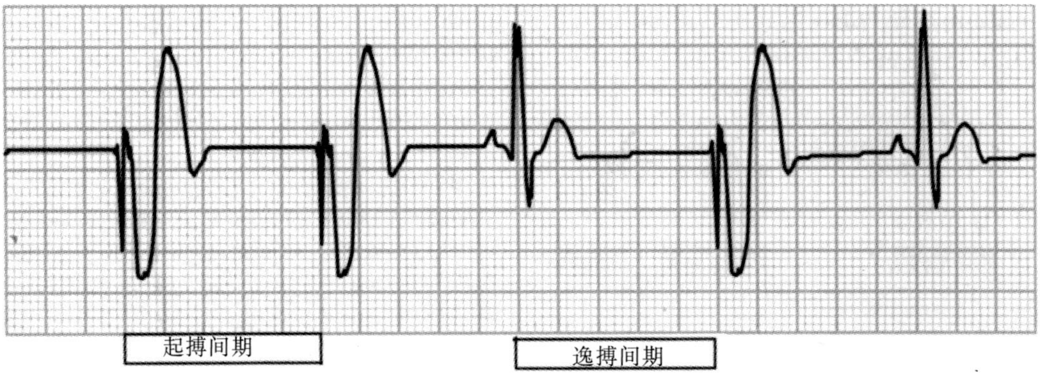

图9.13 起搏和逸搏间期 心室感知事件到下次心室起搏事件的时间称逸搏间期，如果没有设置滞后频率时，起搏间期与逸搏间期的长度相同

72

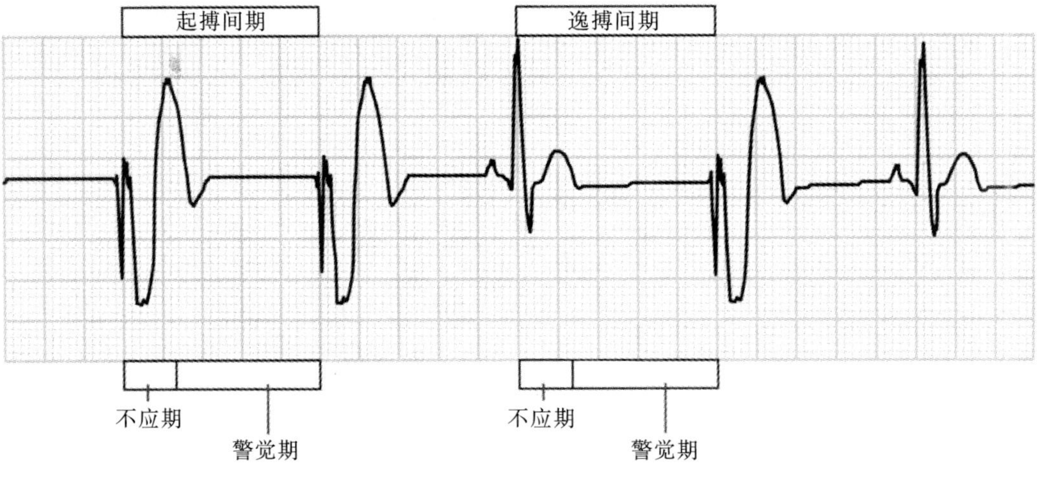

图9.14 起搏器感知器的不应期与警觉期 本图显示VVI起搏器的起搏和感知功能正常，当警觉期内感知了心脏自身电活动时，将抑制起搏器发放脉冲并重整计时间期。在不应期内，起搏器对自身心电信号不做反应

起搏周期一刻不停地被设置和重整。如果起搏间期结束时仍然没有感知到自身电活动，起搏器就将发放一次起搏脉冲。从发放起搏脉冲开始，起搏器将重整计时间期。如在起搏间期结束之前感知到自身的心室波，起搏脉冲将被抑制发放，进而计时间期也被重整(图 9.15)。

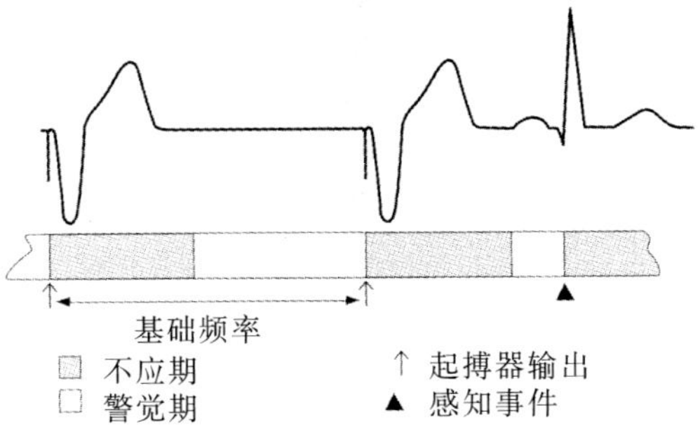

图 9.15　VVI 起搏器的警觉期和不应期　感知自身心室事件后启动不应期

目前，单腔起搏器中，多数的起搏模式为 VVI 和 VVIR。其他理解典型的 VVI 工作模式可参阅起搏器手册。

心房单腔起搏器临床应用相对较少，图 9.16 为 AAI 的工作模式图。

触发模式主要用于临时诊断或避免

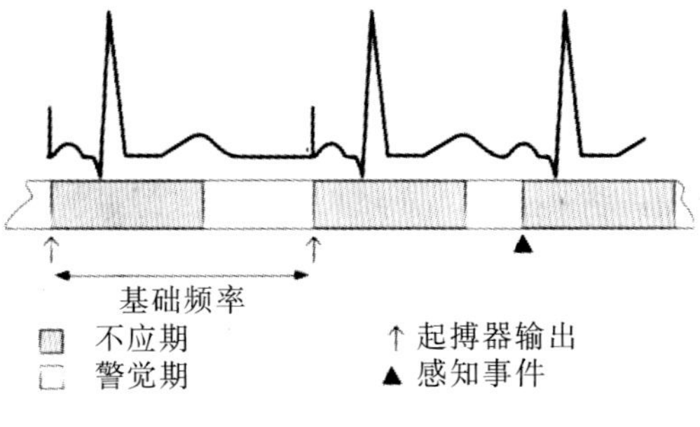

图 9.16　AAI 起搏器的计时间期　警觉期内出现自身事件时则被感知并启动不应期

因干扰所致的不适当抑制(图 9.17)。触发模式是指感知到自身心电事件后触发一次起搏脉冲的发放。VVT 和 AAT 模式使

73

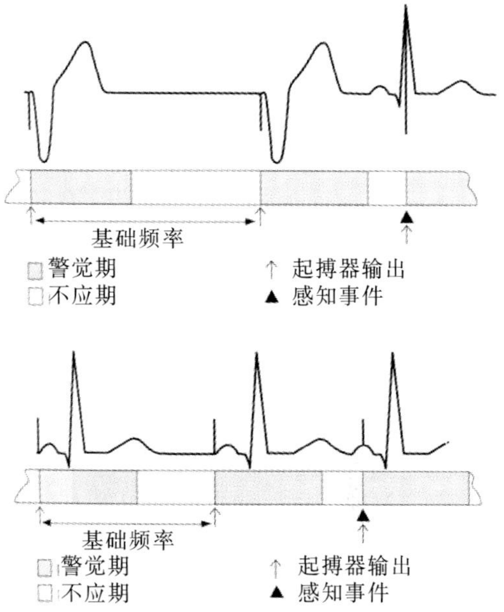

图 9.17　心室触发(VVT)和心房触发(AAT)的工作模式　感知事件触发同步脉冲发放，并启动不应期

用相同的计时间期，起搏器感知心脏事件后触发起搏脉冲的发放（而不是 VVI 或 AAI 模式时的抑制反应）。

比较少见的情况时，有可能将单腔起搏器程控为非同步起搏，如只有起搏而无感知功能。图 9.18 为 VOO 和 AOO 工作模式图。这些工作模式时，只有起搏而无感知功能，进而无警觉期。非同步起搏主要在临时情况时应用。

虽然单腔起搏器越来越多地被双腔起搏器取代。但认真理解单腔起搏器的计时间期有助于更好理解双腔起搏器的计时间期，而后者十分复杂。计时间期看来复杂，但起搏的基本间期十分简单。起搏器的主要作用就是替代不能保持一定频

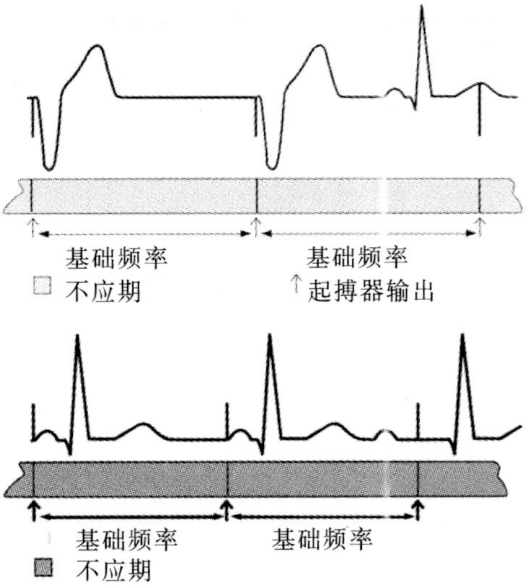

图 9.18 非同步心室（VOO）和非同步心房（AOO）起搏 起搏器持续发放间期相等的起搏脉冲，其对自身电信号没有反应

率的自身电活动的心律，然而，当起搏器"看到"或感知到心脏自身事件，多数情况将抑制起搏脉冲的发放。若起搏器看不到心脏自身事件时，则将发放输出脉冲起搏并夺获心脏。即使当今最精细起搏器的最基本功能也是感知和起搏功能。当医生能够像起搏器一样考虑问题时，就会更加了解起搏器的工作状态。

参考文献

1 Bernstein AD, Irwin ME, Parsonnet V *et al.* Report of the NASPE Policy Conference on antibradycardia pacemaker follow-up: effectiveness, needs, and resources. NASPE. *PACE* 1994; 17 (11 Part 1): 1714–29.

2 Fraser JD, Gillis AM, Irwin ME *et al.* Guidelines for pacemaker follow-up in Canada: a consensus statement of the Canadian Working Group on Cardiac Pacing. *Can J Cardiol* 2000; 16: 355–63, 367–76.

3 Levine PA. *Guidelines to the Routine Evaluation, Programming, and Follow-Up of the Patient with an Implanted, Dual-Chamber, Rate-Modulated Pacing System.* Sylmar, CA: St Jude Medical, 2003.

4 Schwaab B, Frohlig G, Berg M *et al.* Five-year follow-up of a bipolar steroid-eluting ventricular pacing lead. *PACE* 1999; 22: 1226–8.

74

本章要点

- 起搏阈值是指能稳定而持续夺获心脏所需的最低能量。
- 功能性失夺获发生在起搏脉冲信号落入心脏自身电活动后的不应期中。在不应期内,心脏对起搏脉冲信号无反应。
- 失夺获的另一个原因可能是输出起搏脉冲的能量太低,无法使心脏有效除极。
- 每个患者的起搏阈值都不相同,而且每天都在发生变化,其还受疾病进展、药物甚至体位的影响。换言之,起搏阈值不是一个固定不变的数值。
- 安全范围是指程控起搏器的实际起搏脉冲值是起搏阈值的倍数值,确保在该起搏值时,起搏阈值变化的情况下,起搏脉冲仍能稳定夺获心脏。
- 起搏输出的脉冲由电压(脉冲的振幅)和毫秒(脉宽)决定。
- 增加电压(脉冲的振幅)比增加脉宽更能有效地增加输出脉冲的能量。(增加2倍电压会导致输出能量升高4倍,而增加2倍脉宽只会使输出能量升高2倍。
- 感知阈值是指起搏器能够可靠感知自身心电信号的最低值。
- 感知功能由感知灵敏度值决定,灵敏度值越高,起搏器感知功能将不灵敏。数值越低越灵敏。
- 感知过度导致起搏脉冲过少,而感知不良导致起搏脉冲过多。
- 起搏器由计时间期控制。主要概念包括"警觉期"及"不应期"。前者对感知到的自主心电信号发生反应,而后者对信号无反应。
- 基础频率或下限频率是指起搏器每分钟发放的起搏脉冲的次数,通常基础频率间期被称为下限频率间期。设置60次/分的基础频率相当于下限起搏频率间期为1000毫秒。
- 最常见的单腔起搏模式为VVI,其相应的频率应答模式为VVIR。VVT和VOO工作模式主要临时使用。心房单腔起搏相对少见。

(赵战勇 译)

10 第10章

双腔起搏

双腔起搏不是心房起搏与心室起搏的简单叠加,其计时间期更为复杂。双腔起搏的主要益处在于房室同步,心房与心室能够协调地工作。健康的心脏能保持房室 1:1 的同步关系,即心房收缩一次,心室跟着收缩一次。房室同步可保证心脏更有效地泵血,维持良好的血流动力学。丧失房室同步时则能引起患者的一系列症状。

双腔起搏器能协调心房与心室的激动,保持房室 1:1 的同步关系。为达到这一目的,起搏器的心房通道和心室通道有一些预设的计时间期。这些计时间期有时可相互影响,心房通道的事件可触发心室的计时间期,反之亦然。

心房通道主要有 3 种计时间期,心室通道也有 3 种(表 10.1)。(这些主要的计时间期又能再分为几部分。)心房通道与心室通道有一共同的计时间期:即警觉期。起搏器在警觉期内可感知自身的心电信号并做出反应。起搏器并非一直处于警觉期,单腔起搏器也不例外。持续处于警觉期的起搏器可能会感知一些不应当感知的电信号并对其做出反应。为保证能够正常感知,起搏器只在心房信号(心房警觉期)或心室信号(心室警觉期)最可能出现的一段时间段设置为警觉期。

表 10.1 起搏器的计时间期

心房通道	心室通道
心房警觉期	心室警觉期
AV 间期或 PV 延迟	心室空白期/交叉感知窗
PVARP	心室不应期

心房警觉期

心房警觉期是指起搏器心房通道能搜索并对自身心房信号做出反应的一段特定间期(图 10.1)。

如果在心房警觉期内出现 P 波,心房警觉期则立即终止,即只要感知到自身心电信号警觉期就立即终止。

心房与心室通道的警觉期都是精确的计时间期。如果在心房警觉期内未感知到 P 波,起搏器就发放一次心房起搏脉冲。

心房警觉期只是感知到自身心房信号,即感知到 P 波后才被终止,或者是在警觉期结束后发放心房起搏脉冲。

AV/PV 延迟

健康心脏中,心房除极后延迟一段时间心室才除极。电激动在房室结的短暂延迟可保证适当的房室同步,从而保证心脏更有效地泵血。心房收缩与心室收缩之间

76

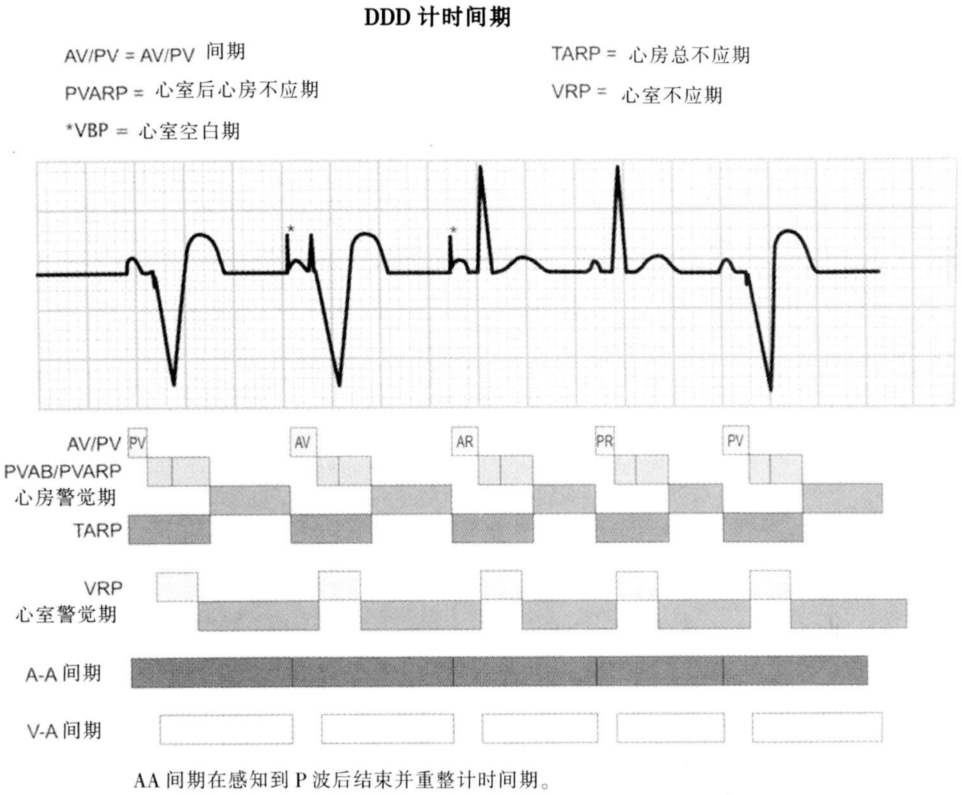

图 10.1 双腔起搏器计时间期 各计时间期可以相互影响，上图显示心房警觉期，心房通道可感知并对自主心房电活动发生反应

的延迟有助于心房收缩对心室的充盈。双腔起搏器通过预设的计时间期，从而在心房事件（起搏或感知）和相应的心室事件之间设置了一个计时间期，用以模拟正常人体的心脏。

AV 或 PV 间期从心房事件开始计时，在起搏器搜索心室活动时，出现的一个精细的计时间期。尽管 AV 或 PV 间期通常被认为属于心房的计时间期（由心房事件触发），但它要靠搜索心室通道的活动来终止。AV 间期和 PV 间期的主要区别在于触发的事件。AV 间期由心房起搏事件触发，PV 间期由心房感知事件触发。AV 间期也称为 Ap-Vp 间期，而 PV 间期也称为 As-Vp 间期。

对多数患者而言，AV 间期应当比 PV 间期长。这不是因计时间期的功能差异，而在于起搏器如何启动计时间期。AV 间期是从发放心房起搏脉冲开始，而 PV 间期实际是从起搏器有效感知 P 波时开始。因此，PV 间期计时间期的起始存在一个很短的 P 波起始到被感知的“滞后”。大多数现代起搏器可单独程控 AV 和 PV 间期，通常建议 PV 间期比 AV 间期短 20 毫秒。

出现自身心室事件后，PV 间期（有时也称为“感知的 AV 间期”）即刻终止。如果适时出现一个心室事件，PV 间期在出现 R 波后终止。如果在 PV 间期内未感知到心 77

室的任何自身电活动,起搏器将发放一次心室起搏脉冲。

心室后心房不应期(PVARP)

PVARP 期是指起搏器心房感知器对任何输入的电信号均不发生反应的时段,与起搏器搜索自身活动时的警觉期同等重要。在该不应期内,心房感知器将对输入的信号视而不见(或有时根本不去感知)。不应期设置的目的是为防止起搏器对不适宜的电信号做出不恰当反应。例如,心房通道可能会感知到心室起搏事件,并把检测到的电信号误为 P 波。医生能够观察心电图中的各种波形和事件,而起搏器只能感知电信号。对于起搏器的感知器来说,P 波、R 波或 T 波都是一样的电信号。

双腔起搏器的一个非常关键的计时间期为心室后心房不应期(PVARP,post-ventricular atrial refractory period)。顾名思义,PVARP 是心房感知器通道在任何心室激动出现后将处于不应期的计时间期。这意味着心房通道在这一时段对任何心室电活动(起搏或感知)和其他进入的电信号不做任何反应(心室信号通常较大)。PVARP 设置的目的在于确保心房感知通道不感知任何不适宜的信号(可被误为心房事件而启动 PV 间期)。心室事件启动 PVARP 可使心房感知器对输入信号不反应。

有些起搏器的 PVARP 还包括 PVAB 间期。心室后心房空白期(PVAB, post-ven 出现 tricular atrial blanking period) 位于 PVARP 之前,两者(PVAB+PVARP)共同组成了心房通道的不应期。从技术上讲,PVAB 代表心房感知器对输入的各种电信号绝对不感知的计时间期,即根本看不见这些信号;而 PVARP 代表心房通道对任何输入的电信号也不反应的计时间期,但是此期心房感知器能够看见这些信号。PVAB 和 PVARP 两者组成心房不应期,此时心房感知器对输入信号不做任何反应。

设置 PVAB 与 PVARP 两个计时间期的原因涉及一些高级的起搏器功能,如模式转换等,后面的章节会深入阐述。PVARP 期内心房通道不做出反应,但通过感知及计数心房活动有助于评价是否有过快的心房活动出现。

PVARP 每次都延续到该期终止时,随后开始心房警觉期。

因此,心房通道的时间间期的顺序为:

- 心房警觉期
- 心房事件(P 波或心房脉冲)
- AV 间期或 PV 延迟
- PVARP

这种间期循环持续进行,可以因起搏事件或自身事件而有所不同,但总是包括心房警觉期、心房事件、AV 或 PV 间期、PVARP 期。

心室不应期

心室不应期由心室通道上任何感知或起搏的心室电活动触发。心室事件启动心室不应期后,此期起搏器心室感知器对任何输入的信号不反应。同心房通道一样,该不应期实际也由两部分组成:第一部分为绝对不应期(此时心室感知器不能感知输入信号),第二部分为相对不应期(心室通道可感知输入的信号,但不做出反应)。心室不应期的设置可防止心室感知器将其他输入信号误判为心室事件而发生不恰当反应。

心室不应期结束后,下一个心室警觉 78
期才能开始。任何类型的心室事件都将启

动心室感知器的不应期，同时启动心房感知器的 PVARP 期。

心室空白期和交叉感知窗

基于起搏电极导线安置的位置、患者的心腔结构以及输出脉冲的强度，心房激动有可能被心室电极导线感知并被回转给心室感知器而误判为心室的电活动。老的起搏器没有特殊的计时间期预防这种交叉感知现象，因而能够发生交叉感知现象。心室电极导线感知心房电信号的现象称为交叉感知，这对起搏器的正常工作将造成干扰。现代起搏器设置心室空白期和交叉感知窗，可防止这种现象的发生。

交叉感知的危险在于交叉抑制，心室感知器感知心房脉冲后可抑制心室起搏。

心室空白期（VBP，ventricular blanking period）和交叉感知窗这两个计时间期相继紧随出现。空白期内，心室通道对输入的各种电信号绝对不感知。在交叉感知窗内，心室通道仍可感知输入的电信号，但不会对其做出反应。

这些计时间期仅在心房起搏事件后出现，而在心房自身活动后不出现，因为心房自身的电活动不会产生交叉感知。

心室警觉期

同心房感知器一样，心室感知器也有相对较长的间期可检测自身心室电活动并做出反应。心室警觉期在心室不应期结束后开始。

心房逸搏间期

心房逸搏间期（AEI，atrial escape interval）的另一个更容易记忆的名称为 VA 间期。双腔起搏器的节律中，心房逸搏间期并不是一直出现，它仅在心房起搏事件后跟随一个心室事件（起搏或感知）后才出现。心房逸搏间期或 VA 间期代表起搏器发放下一个心房脉冲前等待的时间（注意起搏器可能以心室或心房为基础计时，心房逸搏间期或 VA 间期仅适用于以心室为基础的计时起搏器）。

计算心房逸搏间期或 VA 间期时从程控的心率减去程控的 AV 间期即可。例如，起搏器程控的基础心率为 60 次/分时，AV 间期为 200ms，首先将心率转换为间期（60 次/分=1000ms），再减去 AV 间期（1000-200）后为 800ms。这就是该起搏器的心房逸搏间期，起搏器记录的任何心室事件至随后的心房起搏事件的间期为 800ms。

以心室为基础计时的起搏器，心房逸搏间期或 VA 间期是恒定的。其他计时间期可根据需要调整，但这一间期固定。

以心房为基础计时的起搏器，恒定的间期是 AA 间期，即一个感知或起搏的心房事件至下一个心房起搏事件的间期（如果没有心房感知事件的介入）固定。

起搏器设计和生产时就决定了该起搏器是以心房为基础计时还是以心室为基础计时，这一点无法程控。心室事件对心房计时周期的影响只在分析心电图时能够看出，或者心房逸搏间期（VA 间期）是恒定的（等于起搏间期-AV 间期），或者 AA 间期是恒定的（等于起搏间期）。

频率应答性 AV 间期

尽管称为频率应答性 AV 间期，但与正常 DDD 计时间期的关系比频率应答或感知驱动的起搏更为密切。频率应答性

AV间期(RRAVD,rate-responsive AV delay)是为更加模拟正常的心脏而设置的功能。正常情况时,心率的增加将使心电信号在房室结的传导时间缩短。RRAVD(也称频率应答性PV延迟)可使起搏或感知的心房事件后的房室间期根据增快的心率适当缩短。其可发生在感知驱动性频率应答性起搏中,也可发生于患者自身窦性心率增快时。心律增快时,起搏器自动缩短AV或PV间期。

对临床医生而言,所幸的是RRAVD并不需要精确的计算。大多数起搏器在该功能激活后即可按照预设的计算方案,自动根据心率调节延迟计时间期。换言之,这是一个可以根据需要程控为"开"或"关"的参数。有些起搏器可将RRAVD程控为高、中或低档,高档代表间期缩短程度最大,而中档通常设计为适合大多数情况。

PVARP和心室不应期(VREF,ventricular refractory period)是其他可能受心率增快影响的计时间期。最新的起搏器可以程控频率应答性PVARP/VREF的设置。此时,心率增快时起搏器将自动适当缩短PVARP和VREF。同样,可程控为高、中或低三档,高档代表缩短程度最大。设置同时缩短PVARP和VREF,但保持PVARP与VREF之间25ms的差距,即保持PVARP比VREF长25ms。

对窦房结功能良好并经常运动的患者植入频率应答性起搏器时,通常存在相对快的感知驱动或自身心率。因此,有些起搏器允许临床医生事先设定最短的PVARP/VREF。最短的PVARP/VREF是一种界限的设置,其定义了这两个参数的最小值。即使其他情况要求频率应答PVARP/VREF参数改变,起搏器工作仍然不会低于程控设置的最短PVARP/VREF值。PVARP/VREF最短的默认值为200ms。

使用这些所谓的"频率应答"设置时有几个优点。对于经常需要较高心率(无论是起搏还是感知)的患者,这些特殊参数有助于起搏器更加适当地工作。起搏器在较高频率起搏时能自动缩短不应期(PVARP和VREF),可感知更多的自身事件,否则这些事件将落入较长的不应期而不能被起搏器感知。更多的感知可减少竞争性起搏,即有自身心电活动时不发放起搏脉冲。

DDD起搏器的4种模式

研究双腔起搏的另一种方式是从基本点着手。起搏器只能做两件事情:起搏或感知。将这些活动与心房、心室两个通道联系起来只有4种组合,即"DDD起搏器的4种模式"(表10.2,图10.2)。

为简便起见,心房起搏标注为A,心室起搏事件标注为V,心房感知事件标注为P,心室感知事件标注为R。DDD起搏的四种模式为AV,AR,PV及PR。

心房追踪

PV起搏模式有时称为"心房跟踪",因为心室起搏跟随心房的电活动。只要心房频率根据活动量保持在正常范围内,这种起搏模式可良好工作。如果心房率过快,起搏器也会相应地快速起搏心室。当患者发

表10.2 DDD起搏的四种模式

模式	含义
AV	心房起搏,心室起搏
AR	心房起搏,心室感知
PV	心房感知,心室起搏
PR	心房感知,心室感知

80

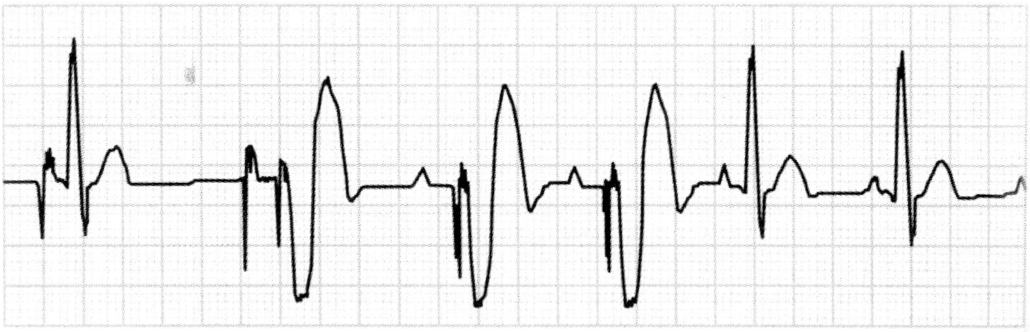

图 10.2　DDD 起搏器的 4 种模式为 AR,AV,PV 及 PR　健康而不起搏的心脏只有一种模式:PR

生房性心动过速时可使患者感觉不适甚至造成更严重危害。植入具有心房跟踪功能起搏器的患者,在心房率增快时,心室起搏频率可高达 100 或 120 次/分。

因此,起搏器提供了频率上限或"频率限制", 有时也称最大跟踪频率(MTR, maximum tracking rate)。最大跟踪频率是指心室能够 1:1 跟踪的上限频率, 即跟踪心房活动时最高的心室起搏频率。在 PV 间期上强加一个频率上限的计时间期,迫使起搏器推迟一次心室起搏脉冲的发放,直至频率上限间期结束 (使 PV 间期允许有一个更早的脉冲发放)。

频率上限行为

DDD 起搏治疗的目的是补充心脏的任何漏搏。但出现异常的心律时起搏器如何处理? 例如,心房频率增快时双腔起搏器如何工作?DDD 起搏器的计时间期只允许心室跟踪至频率上限(频率限制)或最大跟踪频率。然而有些患者自身的窦律或房性心率可超过这一跟踪频率的上限。

DDD 起搏器对这些事件有特定的反应,称为"频率上限行为"。落入不应期的自身心房信号仍能被检测。因此,心房事件此时将多于心室事件。如果心房事件落在 PVARP 之外时,则可启动 PV 间期,PV 间期结束时的心室起搏与上限跟踪频率冲突时,起搏器将推迟心室起搏脉冲的发放,直至上限频率间期结束。

PV 间期延长以等待最大跟踪频率结束的现象称为起搏器的文氏现象,它模拟生理性的文氏现象。如果心房频率一直较快,PV 间期将逐渐延长直至 P 波落入 PVARP 的范围内而脱落一次心室起搏。体表心电图表现为 PV 间期逐渐延长直至 P 波后的心室脱漏。接下来随后的 PV 间期缩短恢复,文氏周期重新开始。

DDD 起搏器的参数程控后将产生一个不应期, 称为心房总不应期(TARP, total atrial refractory period)。TARP 实际是PVARP 加上 PV 间期。当心房率超过 TARP 时将出现房室之间的"高度房室阻滞"。

以 DDD 起搏器为例, 基础起搏频率 60 次/分时,基础起搏间期为 1000ms。该患者的 AV 间期程控为 175ms,PV 间期为 150ms, 此时心室最大跟踪频率为 120 次/
分(500ms),PVARP 为 350ms。这些是很常 81
见的设置。当患者伴有完全性心脏传导阻滞时, 心房与心室之间无自身的房室传导。

当患者心房率超过 60 次/分时，起搏器将跟踪心房，即起搏器将起到“补充漏搏”，因此每个心房事件后都跟随一次心室起搏事件。

此时患者起搏器的 TARP 值为 500ms (PVARP+PV 延迟，即 350ms+150ms)，转换为心率则为 120 次/分。如果患者自身心房率超过 120 次/分时，高度房室阻滞将出现（图 10.3）。因为心房事件出现得比 TARP 还快，每隔一个心房事件将落入 TARP 期内而脱漏一次心室起搏。

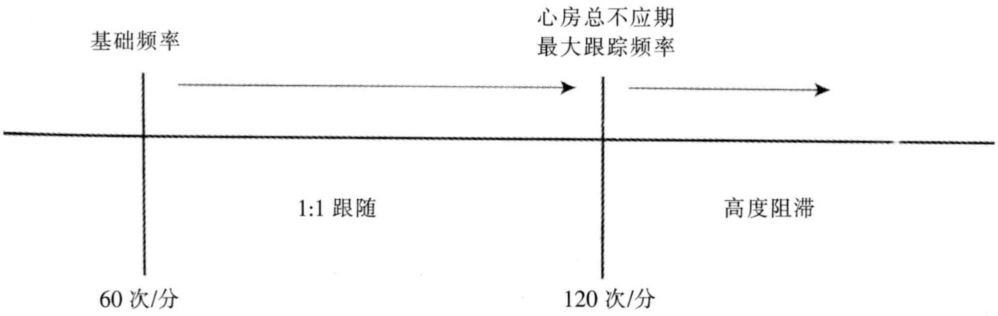

图 10.3 DDD 起搏器的心室跟随 当自身心房率低于 MTR 及 TARP 的 120 次 / 分时，则表现为 1:1 的房室同步。当自身心房率高于 120 次 / 分时将出现房室阻滞

简而言之，当患者心房率超过120 次/分时，DDD 起搏器的心室起搏将间隔一个 P 波跟踪一次，结果心室起搏率将减半。这是 DDD 起搏器的重要功能，但未必符合患者血流动力学的需求。

还是这一病例，文氏现象可能会使患者更舒服。所有参数的设置都一样(基础心率 60 次/分，AV 间期 175ms，PV 间期 150ms，MTR 120 次/分)，只是我们将PVARP 程控值变为 250ms，而不是 350ms。

结果该患者起搏器的 TARP 为 400ms (PVARP+PV 延迟，即 250ms+150ms)，跟踪频率则变为 150 次/分。即高度房室阻滞只在自身心房率超过 150 次/分时才出现。这样，将 PVARP 程控值缩短一些，改变了

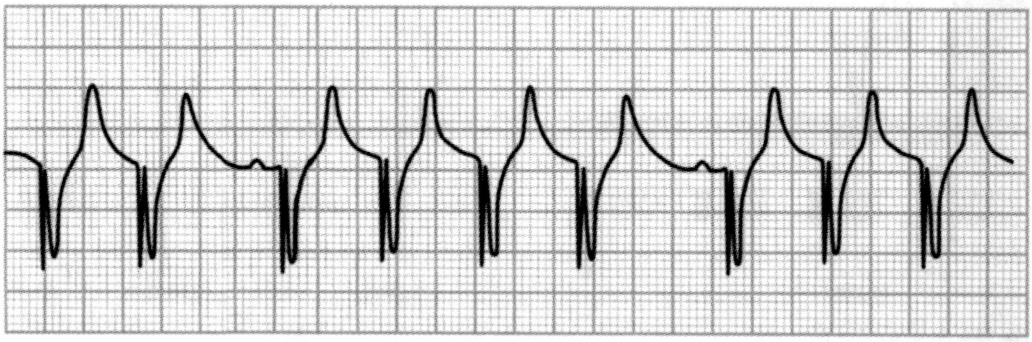

图 10.4 起搏器的文氏现象 起搏器文氏现象是 DDD 起搏器对快速心房率的一种频率上限跟踪反应，起搏器文氏现象最常见的形式为 5：4 或 4：3 下传

TARP，允许起搏器文氏现象更迟出现（图 10.4）。换句话说，缩短 PVARP 可延迟 DDD 起搏器高度房室阻滞的出现。

82 程控上述参数时，要记住对增快的自身心房率的最佳生理性反应是保持 1:1 跟踪，即每一个心房事件之后均有相应的心室反应。但心房率过快时，这又未必恰当。临床医生仔细程控起搏器设定文氏现象时能给患者更符合生理需要的起搏支持。

当每隔一个或两个（或其他）心房事件被恰当感知时，起搏器会出现高度房室阻滞。例如，2:1 房室阻滞意味着必须出现两个心房事件才能感知其中的一个。换言之，每两个心房事件引起一次心室事件（图 10.5）。高度房室阻滞发生时，心室起搏频率突然减半，多数患者因此会感觉明显不适。

当患者自身心房率超过最大跟踪频率而小于 TARP 时，将出现起搏器的文氏现象（心房率增快时的频率上限）。例如，如果 PV 延迟为 200ms，PVARP 为 200ms，则 TARP 为 400ms（200+200）。如果患者自身心房周期短于 400ms，正常的心室追踪或起搏器文氏现象将出现。如果将自身心房周期 400ms 转换成心率 150 次/分将更好理解（图 10.6）。

另一方面，当患者自身心房率超过 TARP 时，起搏器就将出现高度房室阻滞，

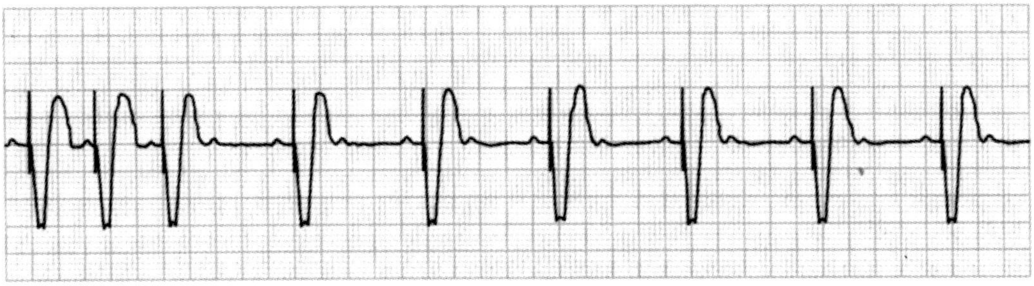

图 10.5　心室上限频率反应　心室上限频率反应时可在心电图出现类似 2：1 的房室阻滞。

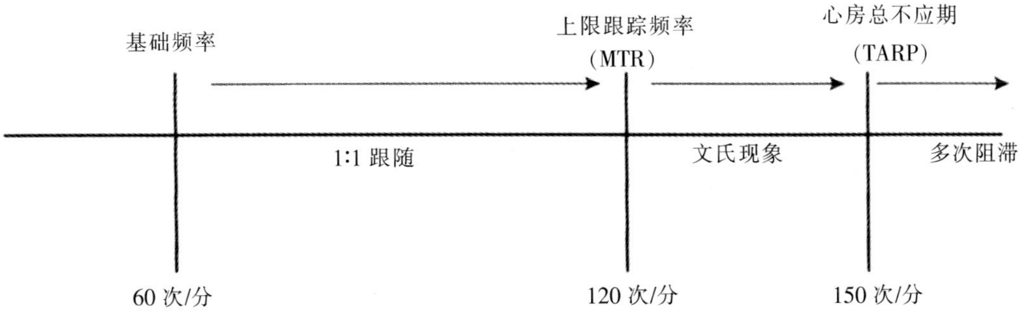

图 10.6　DDD 起搏器心室频率上限功能　当患者自身心房率低于上限跟踪频率（120 次 / 分）时，则为 1：1 房室同步。缩短 PVARP 将在 MTR 与 TARP 之间产生一个“窗口”。如果患者心房率高于 MTR 而低于 TARP 决定的频率时，则发生起搏器的文氏现象。当心房频率高于 150 次 / 分时才会出现高度房室阻滞

VA 间期将成为一个固定值。

例如，当起搏器程控的基础起搏频率为 60 次/分（起搏周期 1000ms），AV 间期 200ms 时，VA 间期将为 800ms（起搏间期-AV 间期=VA 间期或 AEI）。

在以心室为基础的计时间期系统中，总以程控的基础频率进行房室起搏。

如果心房起搏后患者房室结能自身传导，则感知的 QRS 波将启动固定的 VA 间期。这将使心房起搏快于程控的基础频率，在起搏心电图上常令人费解。

85 80 年代中期，起搏器厂家决定应用以心房为基础的计时间期解决了这个问题。以心房为基础的计时间期，是心房事件（感知或起搏）启动 AA 间期，该间期与程控的基础频率相同。心房事件同时启动 PV 或 AV 间期。因此，起搏器下一次起搏心房的时间由上一次心房除极的时间决定。以心房为基础的计时间期应用时，无论房室结的传导是否加快，起搏频率也不会超过程控的基础频率（图 10.12）。

以心房为基础的计时系统产生了一个新问题。如果起搏器从伴有较短的 PV 间期的跟踪行为转为房室起搏时，测量起搏的 VV 间期将显得比程控的基础频率稍慢。实际上这是心房计时驱动的结果，基础频率并未改变。

以心房为基础的计时系统的另一个特点发生在室性早搏时，大多数起搏器会暂时转换成心室计时。起搏器在警觉期内感知到室性早搏 PVC 时，由基础频率减去程控的 AV 间期后得到的 VA 间期终止时，将发放下一个心房起搏脉冲。

目前，大多数植入的起搏器采用以心房为基础的计时间期。对于患者来说最重要的是，无论使用哪种类型的计时间期，患者并不知道其差别，因为计时转换差别非常小，对血流动力学无影响或影响轻微。

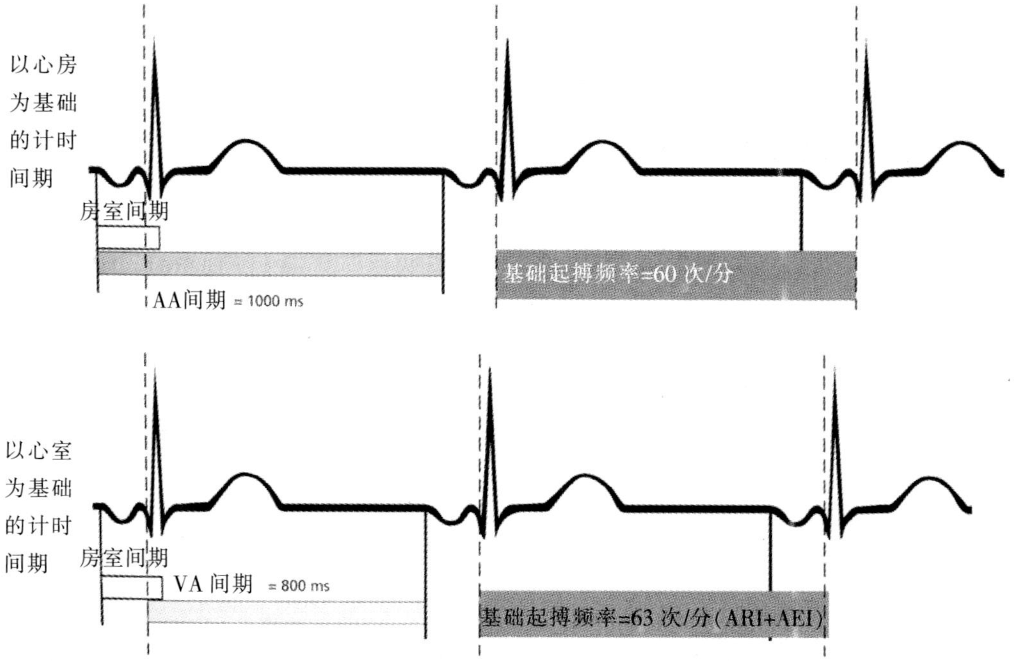

图 10.12 以心房或心室为基础的计时间期的比较 起搏器基础频率设为 60 次/分，AV 间期 200ms 时，以心房与心室为基础的计时系统的比较，以心室为基础的计时系统有时起搏频率超过基础频率，而以心房为基础的计时系统则不然。

参考文献

1 Barold SS, Abe H, Nagatomo T. Paradoxical AV delay shortening of a pacemaker. *PACE* 2000;**23** (10 Patt 1):1527–31.

86 2 Barold SS, Fredman CS. Pure atrial-bassed lowerrate timing of dual-chamber pacemakers: implications for upper rate limitation. *PACE* 1995; **18** (3 Part 1):391–400.

3 Bode F, Wiegand U, Katus HA *et al*. Inhibition of ventricular stimulation in patients with dualchamber pacemakers and prolonged AV conduction. *PACE* 1999; **22**:125–31.

4 Eguia LE, Pinski SL, Haw J *et al*.Which is the optimal testing method for identifying an AV delay that allows intrinsic conduction? *PACE* 2000; **23** (11 Part 2): 1758–61.

5 Jutzy RV, Feenstra L, Pai R et al. Comparsion of intrinsic versus paced ventricular function. *PACE* 1992; **15**: 1919–22.

6 Levine PA. *Guidelines to the Routine Evaluaion, Programming and Follow-up of the Patient with an Implanted Dual-Chamber Rate-Modulated Pacing System*. Sylmar, CA: St Jude Medical, 2003.

7 Tse HF, Lau CP. The current status of single-lead dual-chamber sensing and pacing. *J Interv Card Electrophysiol* 1998; **2**:255–67.

本章要点

- 任何双腔起搏器的目标都是为患者提供最大限度的房室同步,即保持心房和心室活动呈 1:1 的关系。
- DDD 起搏器能"补充"患者自身节律的脱漏。
- 双腔起搏器有心房通道和心室通道,计时间期有时相互影响,例如,由一个通道的事件启动、终止后引发另一个通道的事件。
- 心房通道实际只有 3 个主要的计时间期:心房警觉期,AV 间期(或 PV 间期),及 PVARP。
- 心室通道实际只有 3 个主要的计时间期:心室警觉期,心室空白期和交叉感知窗,及心室不应期。
- AV 间期是心房的起搏事件与下一个心室起搏事件(心室通道在 AV 间期时处于警觉期)之间的间期。PV 间期是感知的心房事件与下一个心室起搏事件(同样,心室通道在 PV 间期时处于警觉期)之间的间期。
- 因为存在感知滞后现象,原则上 PV 间期应当比 AV 间期短约 20ms。这意味着 P 波在 PV 计时间期开始前已经出现,而 AV 间期是从心房起搏脉冲发放时开始计时。
- PVARP 是心室事件出现后心房感知器的不应期。其目的是防止心房通道对来自心室的信号发生不正确的反应。
- 心室电活动将对心室感知器触发一个短暂的心室不应期。心室通道最长的计时间期是警觉期。
- 心房起搏脉冲发放后,产生一个特定的心室计时间期:心室空白期(VBP, ventricular blanking period)及交叉感知窗。这些计时间期能防止心室感知器对其他信号的反应,例如从心房电极获得的不恰当信号。
- 交叉感知的危害在于交叉抑制,心室感知器感知到心房起搏脉冲后能抑制心室起搏。
- 起搏器可采用以心室或心房为基础的计时间期,这是不可程控的。当今大多数起搏器采用以心房为基础的计时间期。

- 以心室为基础的计时间期,心房逸搏间期或 VA 间期保持固定。以心房为基础的计时间期,AA 间期保持固定。其他计时间期通过调节而保持以上间期固定。
- 心房逸搏间期定义为任何心室事件(感知或起搏)与随后的心房起搏事件之间的时间间期。计算心房逸搏间期时,可从起搏间期减去 AV 间期即
87 可。(例如,如果起搏频率为 60 次/分,则起搏间期为 1000ms。如果 AV 间期程控为 200ms,那么心房逸搏间期则为 800ms,即 1000-200ms。)
- AA 间期是心房起搏间期。例如,起搏频率 70 次/分时 AA 间期为 857ms。
- DDD 起搏器有四种工作模式:AR,AV,PR 及 PV。
- 最大跟踪频率(MTR,maximum tracking rate)是对心房自身的电活动,心室最快的跟踪起搏频率。
- 频率上限行为在 DDD 工作模式时自身心房率过快时,该时又没有达到模式转换频率。
- 当患者自身心房率超过程控的最大跟踪频率和 TARP 值时,将出现高度房室阻滞。
- 通过程控一个较短的 PV 间期可推迟高度房室阻滞的出现。这将缩短 TARP 值(TARP=PVARP+PV 延迟)。当自身心房率超过最大跟踪频率但慢于 TARP 时,将出现起搏器的文氏或假文氏现象。
- VDD 起搏器常为单电极导线系统(只需一根电极导线),有其特殊优势,但只适用于窦性心律而不伴房性心律失常的患者。

(曾志宇 译)

11

第11章

基础起搏心电图解读

即使对熟悉心电图的临床医生来说，解读起搏心电图也是一个挑战。在讨论更深奥的特征及计时间期之前，理解起搏心电图的基本概念十分重要。正如起搏器系统的随访工作一样，对起搏心电图必须进行系统化分析。评价起搏心电图时需保持清晰的思路，这不仅可使临床医生能更快速地完成随访工作，而且能确保一些难以理解的问题得到解决。

临床实践中，许多起搏心电图比本章列出的心电图更复杂，但是通过本章的讨论我们能够掌握起搏心电图的基本概念，而这些又是将来能够做到举一反三的重要准备。

评价一份起搏心电图时，了解起搏器的类型及如何程控非常重要。常规起搏器随访中，这些信息能从患者的资料以及程控仪上获得。当系统了解起搏器是单腔还是双腔等信息后，临床医生就能预先了解起搏器应如何程控。

分析起搏心电图先要寻找起搏器发放的钉样信号，它代表起搏器发放的一次起搏脉冲。起搏脉冲能否有效地夺获相应的心腔，需要观察起搏脉冲钉样信号后是否立即出现除极波(A 波或 V 波)来判断。虽然，这不能肯定发生了夺获，但强烈提示发生了有效夺获。当能重复出现钉样信号和相应的心脏除极波时，则能确定发生了夺获。如果心电图根本没有钉样信号，就不可能进一步得到有效夺获的结论。

然后评价起搏器的感知功能。评价感知功能时，心电图必须记录到患者一次自身的心电活动，并且不引发有效起搏脉冲的钉样信号。如果这条心电图每个周期均为起搏，将无法判断感知功能是否正常。

目前，准确而可靠地确定起搏器相关的各种间期的方法是通过起搏心电图记录的同时标出的各种注解和标记。当然也可以使用分规计数心电图的格数而确定间期(心电图每个大格代表 200ms，每个大格又分成 5 个小格，5 个大格代表 1s，每小格代表 40ms)。

在解读起搏心电图时需注意几个基本问题。

1. 起搏器的工作方式是否与心电图的表现一致？
2. 起搏的频率是否适宜？
3. 是否真正夺获心脏？
4. 感知功能是否正常？
5. 自身的节律。

并非在所有的心电图都能找到上述五个问题的答案。临床医生常规随访时，经常需要通过一次起搏器的程控而完成所有必要的评价。无论如何，上述五个基本问题能帮助每位临床医生从一段有限的心电图获取大量有价值的信息。

单腔起搏器心电图

图 11.1 起始的 4 个心动周期的 QRS 波群以及最后的两个 QRS 波群前均可见心室的钉样起搏信号。起搏通道的标记说明钉样信号和下一个自身的心室事件(起搏的标为 V,而感知的标为 R)之间的逸搏是多少毫秒。从下面的标记清楚地知道开始的 3 个 QRS 波群之间的间期为 1000ms,说明起搏的基本频率是 60 次/分。

图中第 4 个 QRS 波群以心室起搏开 89
始,703ms 之后感知到自身的心室事件(标为 R)而结束。由于 R 波落在心室警觉期,则被感知计数并重整计时间期。需要注意下一个感知的自身心室事件仅在 446ms 后发生 (可以理解成自身心律的频率为 134 次/分)。尽管如此,由于其发生在心室警觉期的计时间期内,同样也被计数。

一段有趣的异常出现在第 6 个 QRS

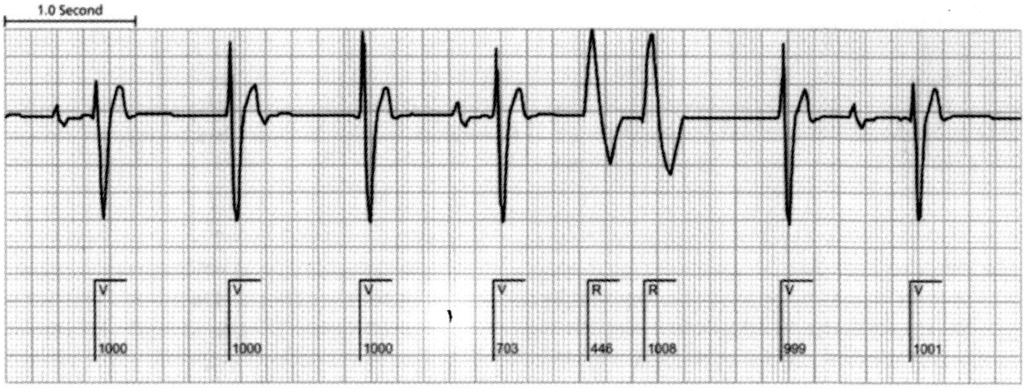

图 11.1 VVI 起搏器心电图 单腔 VVI 起搏器,基础起搏频率 60 次/分

波群,这是一个特殊的宽QRS 波群,被计数为感知的心室事件,下一个心室起搏发生在其后 1008ms 处, 这一间期长于程控的基础起搏间期。出现比程控的基础起搏间期轻度延长 (相当于起搏频率为 59.5 次/分而不是 60 次/分)的原因是计算的该间期横跨了一个感知事件和一个起搏事件。在测量这种心电图的节律时,重要的是测量 VV 间期。有时可以有轻微的变异(正如图中最后两个 VV 间期一样)。

评价是否发生了真正的夺获, 重要的要找到心电图上的起搏钉样信号。该条心电图上的钉样信号几乎在心室事件的顶部发生。每个钉样信号都伴随一次心室除极波,这是发生有效夺获的最好证据。

为了明确感知功能,需要找到能被起搏器感知的自身心室事件。两个 R 波以及两次心室未起搏的出现引起计时间期的重整,表明起搏器已感知并对自身心室的心电活动能作出正确的反应。(注意自身的 QRS 波群宽于起搏波群,这种情况并不多见。)

为评价潜在的自主节律, 需要寻找自主的心房电活动(常常间歇出现),并观察起搏器如何反应。图 11 患者不能获得房室同步的益处, 但能得到可靠的心室起搏的支持,而且自主心律能被起搏器正确感知。

图 11.2 中起搏脉冲信号幅度较低,但仍可以清楚地看到该起搏器正在发放心室起搏脉冲。通过该条心电图尚不能准确

计算出基础起搏频率，因为没有记录到两个相邻的起搏事件(即没有 V-V 间期)，但钉样信号确实以 850ms 左右的间期出现，与 70 次/分的设定一致。因而，基础起搏频率可能正确无误，但可以发现更大的问题。

起搏脉冲信号后无心室除极的QRS 波跟随，这意味着起搏脉冲未能有效夺获心室。图 11.2 清楚地显示只标注起搏脉冲而不看心电图的危险。每当起搏器发放一次心室起搏脉冲时则应记录到一次相应的 QRS 波，即心室起搏事件。但本图却不同。起搏脉冲确实发放了，但其后没有相应的心室除极波。起搏器发放了心室起搏脉冲，而实际并未能有效夺获心室。

通过寻找自身的心室电活动并观察它是否被系统计数，以及是否重整起搏器的计时间期，可以确定心室感知功能是否
90 正常。该患者在整条心电图表现出相当稳定的自身心室激动。起搏器感知到这些事件时标记为 R，并以此基础重整计时间期，因此，本图中的心室感知功能正常。

该患者的自主节律相当稳定而缓慢(从一次感知的自身心室事件到下一次的间期大概 1400ms，相当于心室率 43 次/分)。心电图可见心房电活动但与心室不一致。本条心电图存在的最大问题是起搏脉冲未能有效夺获心室。

临床医生不应过度依赖起搏心电图的标记，事实上，这些参数最主要的价值是确认而不是判断。图 11.3 的心电图没有标记，但它涵盖了进行基本评价的所有信息。

这是一份起搏心电图，但该条心电图完全没有起搏脉冲的钉样信号。甚至不用测量也能看出心率不稳定。在图的中间还有一次长间歇，使似乎稳定的 QRS 波群也有变化。

为了确定是否有效夺获，需要观察起搏脉冲钉样信号后是否立即跟随心室除极波。本条心电图没有钉样信号，所以不能确定有无心室夺获。如需确定有否夺获需要进一步测试。

再看一下感知自主心室电活动后能否重整基础计时间期。显然，本条心电图上感知功能必定起到了作用，因为起搏器起搏功能完全被自身心律抑制了。但是感知功能是否完全适宜？注意第 4 个 QRS 波群和第 5 个 QRS 波群之间的长间歇。出现心室自身事件时，起搏器已感知到，因为其后没有再发放起搏脉冲信号。但是程控设定的基础起搏频率 70 次/分，因此

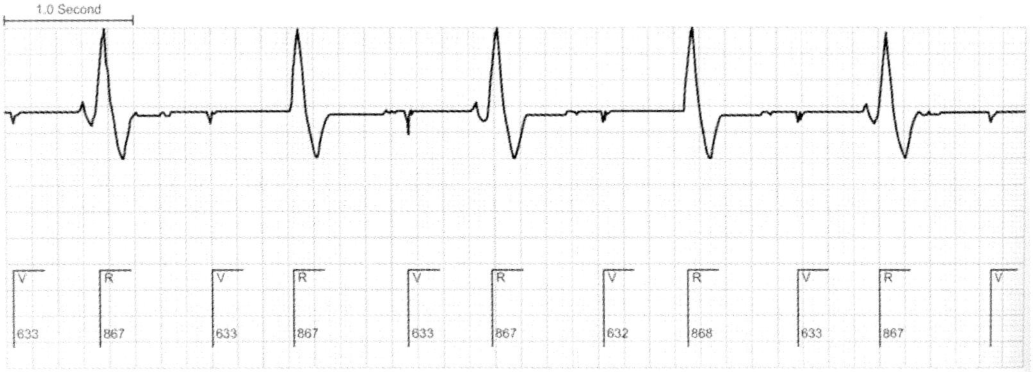

图 11.2　单腔 VVI 起搏器的基础起搏频率 70 次/分

的证据也支持这一判断。

图 11.6 的 AEI 为 800ms，相当于心电图纸的四个大格，从第一个心室起搏事件测量到下一个心房起搏事件，起搏的基本频率也属正常。

进一步评价夺获是否有效时，先要在心电图中找到起搏钉样信号。每个心房波群之前均有心房起搏的钉样信号，说明心房起搏能有效夺获。

在心室水平，心室起搏钉样信号后同样跟随心室除极波，证实心室能有效夺获。注意第二个起搏的心室波伴有一定程度的融合。

判断感知功能时，需要存在自身的心电事件。由于这份心电图每个心房事件都是起搏的，单独通过本条心电图判断心房

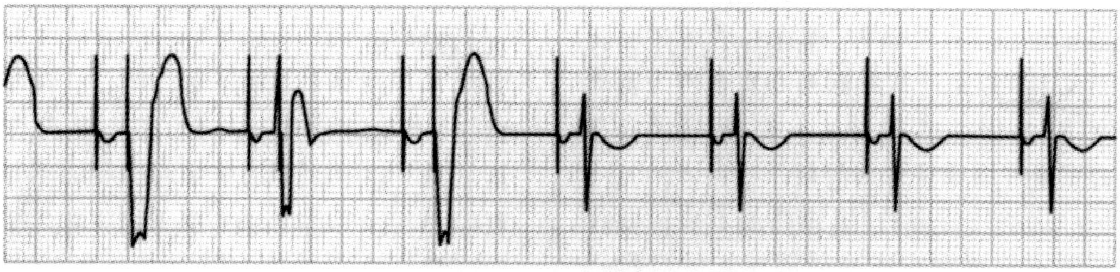

图 11.6 DDD 起搏器心电图 本图 DDD 起搏器的基础起搏频率 60 次 / 分，AV 间期及 PV 间期 200ms。MTR 120 次 / 分(500ms)，PVARP 250ms

感知功能无能为力，需要进一步的测试。心房感知功能可能完全正常；只是在该条心电图中没有表现。

另一方面，这条心电图的后半部没有起搏的心室波群，可能是起搏器起搏了心房，该激动经房室结下传并激动了心室。
93 这些自身心室事件抑制了更多的心室起搏钉样信号的发放，因此，心室感知功能正常。

图 11.7 中没有规律的 AEI 间期，显然，起搏脉冲的频率较快。这是一帧双腔起搏心电图，但只出现了心室的起搏钉样信号。而心房表现为快速的自主激动。第一个周期中，自身心房事件之后跟随心室起搏钉样信号及心室除极。说明心房感知以及心室起搏功能良好。在下一次自身心房事件发生后出现心室除极，这次自身的心房事件促使起搏器发放心室脉冲并起搏夺获心室。第 3 个 P 波再次重复上述情况：心房发生快速自主激动时，起搏器进行心室“跟踪”性起搏，心室起搏跟随心房活动，这使心室起搏率相当快，测量前几个周期的心室率超过 115 次/分。

在这帧很短的心电图中，P 波出现得越来越早。最初 P 波恰好落在 T 波后，随后逐渐靠近 T 波直到最后仅表现为 T 波顶部上的一个切迹。第 5 个 P 波没有下传心室。实际上，第 5 个 P 波之后除另一个 P 波之外没有任何电活动。第 5 个 P 波和下一个 P 波的间期为 480ms（125 次/分），所以自身心房频率非常快速，但起搏器在第 5 个 P 波后未能起搏跟随，第 6 个P 波之前没有发生心室反应，有效地降低了心室率。

这是一个“起搏器高度房室阻滞”的实例，能将心室起搏的频率减少一半。其

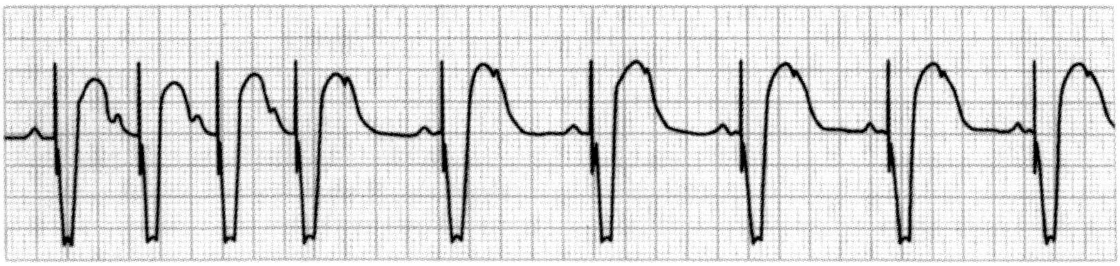

图 11.7　DDD 起搏器伴快速心房率　DDD 起搏器无模式转换功能，基础起搏频率 60 次 / 分，MTR 120 次 / 分(500ms)。AV 间期和 PV 间期均为 200ms，PVARP 250ms

机制涉及心室后心房不应期 (PVARP)的概念。每当心室事件发生后就将出现 PVARP。PVARP 使心房感知器对输入的信号不反应。这条心电图中 PVARP 大约 250ms。每个心室事件启动一次心房通道 PVARP 的计时周期。前几个心房事件落在 PVARP 之外，即落入心房的警觉期，所以均被感知并有心室起搏跟随。由于心房的自身电活动被感知，起搏器的反应是心室起搏跟随，即立即起搏心室以促进 1:1 的房室同步。

但第 5 个心房事件落在 PVARP 之内。结果尽管发生了自身心房活动，但起搏器的心房感知器对此没有反应。PVARP 结束后的第一个心房事件在心房警觉期内发生，被起搏器感知器计数并引发下一次心室起搏脉冲的发放。

尽管患者可能伴有不适的感觉，但高度房室阻滞是起搏器正常的上限频率跟随功能。当心房自身的频率超过程控的 MTR(上限跟踪频率)以及 TARP(心房总不应期) 时(TARP=PVARP+PV 延迟)，起搏器出现的这种反应属于正常。其可防止心室起搏过快跟随极快速的心房自主心律。

由于起搏器多次阻滞在特殊的程控条件下，因而该现象属于“正常”的起搏功能，但其可能不是患者最满意的选择。推迟高度房室阻滞发生的方法之一是缩短 PVARP 值，缩短 PVARP 值则相应缩短了 TARP 值(TARP=PVARP+PV 延迟)。这种情况下，如果自身的心房频率超过 MTR 但没有超过 TARP 时，就会发生起搏器的文氏现象，至少直到自身心房节律超过 TARP 时才发生。(见第 10 章上限频率行为)

图 11.8 中双腔起搏心电图是另一个 94
上限频率跟随的实例。尽管起搏器设定的基础频率 60 次/分，但出现了很多自身心房活动，起搏器跟踪心房引起心室起搏频率较快。每个心室事件启动PVARP 计时间期，使心房感知器对其后 250ms 之内的心房信号无反应。这就是为什么某些自身心房事件之后紧跟一个心室起搏钉样信号及心室除极波，而另外一些 P 波后发生“脱漏”。如果自身心房事件落入 PVARP 内，其将不被计数，也不触发相应的心室起搏钉样信号的跟随。

仔细观察该帧心电图，可发现一种模式，其可感知落入 PVARP 内的心房事件，却不被计数，而另外一种规律的被正常感知的心房事件则引起心室起搏脉冲的发放，这是 3:2 的“起搏器文氏现象”的实例。

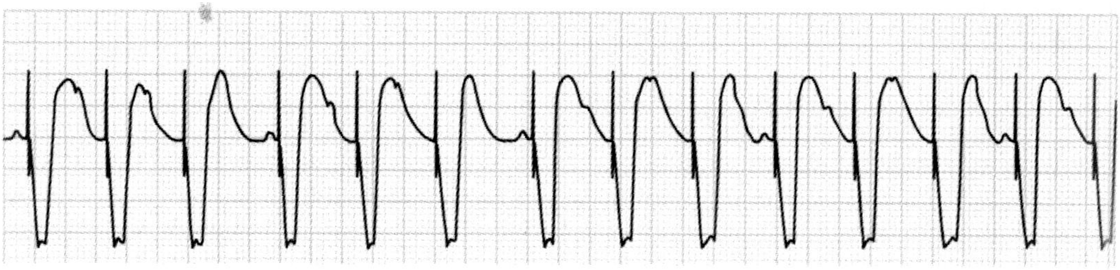

图 11.8 DDD 起搏器伴文氏现象 DDD 起搏器的基础起搏频率 60 次 / 分，MTR120 次 / 分，AV 间期和 PV 间期 120ms，PVARP 250ms

这是快速的心房自身活动的正常上限频率功能，是模拟正常心脏平衡快速心房率的方法。

参考文献

1 Dubin D. *Rapid Interpretation of EKG's*, 4th edn. Tampa, FL: Cover, 1993.

2 Ellenboge KA. *Cardiac Pacing*, 2nd edn. Cambridge, MA: Blackwell, 1996.

3 Levine PA. *Guidelines to the Routine Evaluation, Programming and Follow-up of the Patient with an Implanted Dual-Chamber Rate-Modulated Pacing System*. Sylmar, CA: St Jude Medical, 2003.

本章要点

- 起搏心电图需要特别的解读方法，超过普通心电图范围，需要系统学习。
- 基础心电图解读需要回答五个关键性问题：起搏器的设定模式是什么？频率是多少？是否有效夺获？是否有效感知？自身节律怎样？
- 评价夺获时需看到起搏脉冲钉样信号之后是否跟随心脏除极波，但不是每条心电图都有该证据。
- 评价感知功能需要看到引起计时间期重整的自身心电事件，不是每条心电图都有这一证据。
- 起搏心电图上的标注可能有帮助，可用其确定或评价起搏器感知到什么，而不能用来评价心电图。例如存在过度感知时起搏器能“看到”心电图上不存在的电活动，却抑制了起搏脉冲的发放。
- 过度感知能导致起搏不良，而感知不良又可导致过度起搏。
- 快速的自身心房活动能够诱发双腔起搏器的“上限频率功能”，模拟 2:1 阻滞或文氏现象，这属于起搏器的正常功能。

（赵兰婷 译）

第12章

频率适应性起搏

95 频率适应性(也称频率反应性或频率调节性)起搏器是为满足起搏器患者获得足够的心输出量而设置的一项重要功能。人们对起搏器的现代功能的接受程度快速,如同频率适应性起搏一样。实际上,大部分现代起搏器把频率适应性起搏作为一个“标准”功能。

对于体弱、卧床不起或久坐少动的患者,单一的基础起搏频率就能满足其代谢需要。但对于一些活动较多的患者,即使只是进行日常活动,如步行穿越停车场、修剪草坪或手提杂物袋等,单一的基础起搏频率可能不能满足他们的代谢需要。体力活动较多的起搏器患者,例如从事马拉松跑步或爬山等运动时,十分需要频率适应性起搏以满足机体的代谢需要。

血液动力学方面,活动多的人比久坐不动者需要更多的心输出量。心输出量(Cardiac output, CO)定义为每分钟心脏泵出的血量(升),等于心率(heart rate,HR)和每搏量(stroke volume,SV)的乘积,后者是每一次心脏搏动泵出的血量(升)。心输出量的计算公式很简单:心脏输出量(CO) = 心率(HR) ×每搏量(SV)。

以正常健康的心脏为例可以更好地理解这一问题。当新陈代谢量需要增加(例如运动)时,窦房结的激动频率加快,心房频率加快,心室频率也相应加快。当新陈代谢量需要下降时,窦房结激动的频率减慢,心房频率减慢,心室频率都相应减慢。窦房结功能障碍的患者,尤其伴有变时性功能不全者,心脏的泵血功能不能随代谢需要的增加而增加,因此,很多永久性心脏起搏器的患者,起搏器需程控较高频率才能适应其活动时的代谢需要。

起搏器厂家通过各不相同的参数寻求增加心脏输出量的方法。最初认为增加心室起搏频率将能提高心输出量。其实不然,提高患者在休息时的频率可能使每搏量降低,其改善心脏输出量的作用极其有限或几乎没有改变(图 12.1)。

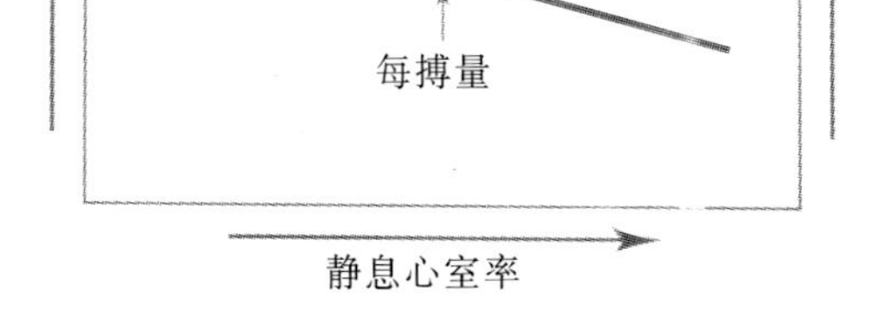

图 12.1 心输出量的影响因素 患者休息时,心室率的提高对心输出量的作用十分有限。当静息心室率上升时,每搏量下降,导致净心输出量没有明显增加。当代谢需要增加时,提高心率才能增加心输出量

在体育运动等机体代谢需要增加的情况下，即使每搏量保持不变或增加，以
96 较快的频率起搏心室时，也将增加心输出量。

因而，如果起搏器患者活动较多，最重要的参数是起搏频率。

如果患者的窦房结功能和变时性功能正常时，则机体的活动增强将引起心房率的加快。程控恰当的起搏参数能在自身心房率升高时提高心室起搏频率，起搏频率的升高可以提高心输出量。但唯一的阻碍是上限频率，程控上限频率时应了解患者的活动水平并对其可能达到的心率水平进行预测。

变时性功能不良

很多起搏器患者存在（或有发生风险）变时性功能不良。变时性功能不良是指患者的心率在机体代谢率增高时不能快速升高或升得不够高，以致不能充分满足机体代谢需要(图 12.2)。没有频率适应性起搏功能的患者，受基础起搏频率的限制，相应的活动水平也受限。

常在运动测试时评估患者是否有变时性功能不良，可以参照以下标准：任何

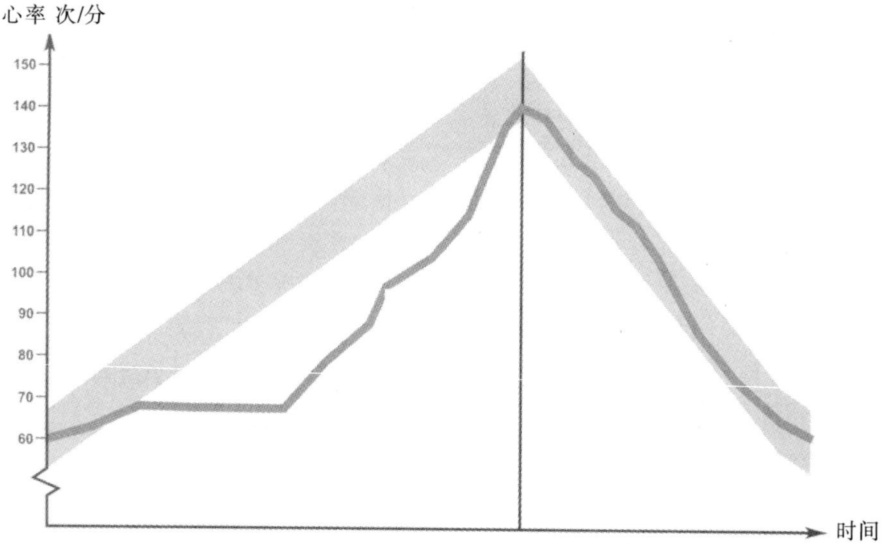

图 12.2　变时性功能不良的示意图　上面的宽线代表变时性功能正常的心脏随代谢需要的变化而变化：代谢需要增加时心率将快速升高；代谢需要降低时心率将恢复到休息频率。变时性功能不良可表现为多种形式；较低而窄的那条线表明患者心率不能快速升高或不能满足代谢需要。这只是变时性功能不良的一种表现

情况下心率<120 次/分；或者心率不能达到最大值，用 220 减去患者年龄再乘以 90%得到最大值：

- 最高心率<(220−年龄)×90%；或
- 最高心率<120 次/分。

变时性功能不良在起搏器患者中十分常见，可以由年龄、心脏疾病、或某些药物引起。即使患者没有做变时功能不良的测试或没有相关征兆，医生也常给患者植入频率适应性起搏器，因为患者即使没有相关病史也会突然发生变时性功能不良。

为了在机体活动时能代偿变时性功能不良，起搏器内装置了传感器，用来帮助识别机体是否需要较快的心室起搏。频

97 率适应性起搏对患者提高心输出量可能是唯一和最重要的因素。

传感器技术

多年来，工程师和医生研制了各种各样的变量和传感器，试图能精确计量患者不断增加的代谢需要。最早的传感器测量静脉血的pH值。还有些传感器测量血液的温度。这些都是根据生理改变来评估代谢需要的增加。

普遍认为血液温度是评估生理需要的一个良好指标。血液温度感知起搏器未能普及的原因如下：第一是感知血液温度时需要特殊的电极导线，其造成了工程技术困难并且专用电极对起搏器有限制。第二是血液温度变量变化慢。人的生理代谢需要可以早在血液温度感知电极导线识别和作出反应前快速上升。

当今最常使用的传感器是体动传感器。包括压电晶体和加速计，两者都用于测量与活动有关的物理变量。压电晶体对压力波敏感，用脚撞击地板就会产生这种压力波。由于慢跑比步行产生更多的震动，压电晶体传感器将认为慢跑比步行活动水平高。

1985年，美敦力生产出第一台频率适应性单腔起搏器：Activitrax®起搏器，就像它的名字一样，其采用压电晶体传感器，附着在起搏器壳的内侧面，其对肌肉震动很敏感。当患者用脚撞击地板就会产生震动，震动信号传送到起搏器并使压电晶体弯曲。晶体的弯曲度决定了起搏频率加速的程度。其基本原理是更多的震动意味着患者进行着更多活动，更多活动意味着更多需求，更多需求需要起搏频率的加速。这是个很有效的传感器。但是，与任何传感器一样，它也会受骗上当。例如，当患者步行下楼而不是上楼。下楼时可能频率加速更多，但上楼时生理上需要更多。压电晶体传感器真正的优势是其对活动的反应很快。多数起搏器患者活动时间短，所以他们需要快速产生相应的频率起搏加速。

另一个非常可靠的活动传感器是测量几何平面加速度的加速计。加速计测量前向运动，例如患者开始跑步，跑得越快，加速计就会报告越多的前向运动。

起搏器内的体动传感器会采集震动（压电晶体传感器）或运动（加速计）信号，起搏器环路分析这些信号并做出反应。如果频率适应功能打开，当起搏器识别到上述活动时，将引起起搏频率增加而提高心输出量，进而保证患者在高水平活动时的代谢需要。同样，当传感器识别到活动减少或不活动时，起搏频率就下降到程控的基础起搏频率。

加速计和震动传感器不像血液温度传感器那么生理，但是快速反应的优势使这项技术广为流传。首先，传感器安装在起搏器内（而不是导线的一部分）。这就使应用加速计的频率适应性起搏器可以应用各种电极导线而不需要特殊导线。加速计和震动（压电晶体）传感器比其他传感器的优势是快速反应。加速计可以快速对活动进行识别和反应，使起搏频率几乎与运动同步增加。

另一个已经被开发的传感器技术是每分通气量传感器。每分通气量（Minute ventilation，MV）是基于呼吸（测量每分钟肺产生多少运动）的传感器。有每分通气量传感器的起搏器需要特殊的电极导线以测量与呼吸相应的胸腔运动。如果传感器识别到快速的呼吸时，起搏器的反应则是提高起搏频率。

每分通气量传感器需要双极起搏电极导线。如果只有单极电极导线,不可能应用
98 这种传感器，除非准备植入新的双极电极导线。

还没有哪一种起搏器的传感器十全十美。传感器的两个主要问题是它们对生理反应的程度和时间。加速计的反应迅速但不是很生理。每分通气量生理但不是很快。温度传感器能反应代谢的需要,但生产和实施有困难。

而且,现在正在使用的传感器可能会“欺骗”甚至误导。压电晶体传感器仅对震动和压力起反应,尽管上楼时身体要做更多功，但是起搏频率的增加在下楼梯时(脚步重)比上楼梯时(脚步轻)更多。在植入的起搏器周围拍打都可能引起压电晶体传感器误识别为机体在活动,进而引起起搏频率的升高。

加速计传感器不会被轻轻击打和上下楼梯欺骗,但是因其测量前后方向的运动,在摇动摇椅时会引起起搏频率的增加。

每分通气量传感器则可能将伸展手臂的运动误识别为呼吸引起的胸腔运动,进而不适当地升高起搏频率。

除上述缺点外,现代起搏器的频率适应性起搏工作良好而且可靠。如果患者有过不适当频率适应性起搏的经历,要告诉他们避免可能引起这些情况的行为(如不要拍打起搏器或避免摇动摇椅)。

频率适应性起搏器的程控

频率适应性起搏包括一系列由传感器启动的可程控参数。有些起搏器可将传感器设置为打开、关闭,或监测。监测是指传感器识别和储存感知的信号但对起搏器起搏脉冲信号不反应，不提高起搏频率。监测功能用于起搏器打开传感器前观察起搏器将怎样进行频率适应。

有些传感器需要临床医生设置活动阈值。活动阈值可以定义为启动传感器活动的最低活动量。如果阈值设置太低,例如从椅子上站起来或室内行走等轻微活动,都可能引起传感器提高心率。另一方面,如果传感器阈值设置太高,那么需要很强的活动才能增加起搏频率。活动阈值的设定依患者的生活方式而异。

另外,还可以程控频率上升和下降的速度。这些设置常用“慢”、“中等”和“快”来表示。多数患者适合用快的设置。这决定了传感器增加频率的速度。除了反应时间(频率增加的速度),还可以程控恢复时间。恢复时间是指当传感器认为活动减慢时起搏频率恢复到基础频率的速度。

频率斜率的定义是活动量水平与传感器驱动的起搏频率之间的比例。例如,较大的斜率将决定在一定活动水平传感器驱动的频率提高程度相对较高。缓和的斜率将使在相同活动水平时,传感器驱动的频率仅有轻度升高。程控斜率与程控传感器的其他参数一样,应考虑到患者的生活方式和活动水平。对老年患者传感器的设置不能像运动员那样积极。

最高传感器频率用于帮助控制起搏器起搏频率的一个重要参数,即使是很用力的体力活动也需要控制最高起搏频率。程控最高传感器频率适合患者的生活方式很重要。非常活跃的患者比久坐少动者需要较高的最高传感器频率。

双传感器系统

随着心脏起搏技术的进展,已经出现了双传感器系统的新技术,试图平衡各种

传感器的强点和弱点，配出“两全其美”的组合。一种双传感器系统用每分通气量传感器（益于生理性）和加速计或压电晶体（快速反应）体动传感器组合。另一种双传感器组合是温度（生理）加体动（快速反应）传感器。

99 双传感器系统中，两个传感器都在起作用，但是只有一个传感器在传感器驱动起搏的每一刻都在控制起搏频率。起搏器环路可以接收、分析和整理来自传感器的信号和选择某一时刻更加适宜的信号。理论上，反应速度较快的传感器能提供活动刚开始时的频率适应，而较生理的传感器负责“速度维持阶段”的频率适应。

双传感器系统目前在临床正逐渐得到广泛应用。尽管多数医生的经验表明这些起搏器工作效果良好，甚至在某种程度上优于更普及的单传感器系统，这型起搏器没有得到更广泛使用的理由很简单：频率适应稍有改善但价格却明显升高；程控更复杂和随访更耗时。恰当程控两个传感器额外所花的时间与其只能轻度改善患者频率适应性（患者也许并未察觉）而言，显然不值。

频率适应性起搏的参数设置

先进的起搏系统已全面简化了频率适应的程控方法。大多数频率适应的参数可由医生程控，主要是决定对传感器输入信号反应的积极程度。一般认为，患者活动越多，频率适应的设置可以越积极。久坐少动者、身体虚弱或体力活动受限的患者只需要最低程度的频率适应方式。

随访时，应下载传感器数据图并回顾传感器驱动的起搏活动计数。传感器驱动的起搏活动计数和传感器驱动的频率应与患者的年龄、活动能力和生活方式一致。如果坐轮椅的患者其传感器反应设置为“高”，应进行参数调整而重设置为“低”。

频率适应性起搏的回顾

频率适应性起搏已相当常用，尤其在美国，目前新植入的起搏器很少不带传感器。但也不是所有传感器都设置为打开。临床实践中常有频率适应性起搏系统却以非频率适应性的起搏方式工作，或者传感器设置在检测状态而不是打开状态。这样做的理由有以下几个。

有些医生倾向于在植入起搏器时不激活频率适应性起搏功能。即使有经验的医生也经常很难预测频率适应性起搏参数对患者的影响。因此，可以在植入起搏器后，打开监测功能，然后用直方图或程控仪找到传感器驱动频率的信息，并据此进行程控，常在早期随访时进行。这时，医生可以看到传感器驱动的起搏频率到多高及持续多久，再综合患者的活动水平、生活方式和医生的临床判断，设置传感器，然后再打开传感器。

如果患者非常虚弱、卧床或久坐不动，其可能不需要频率适应性起搏。这时传感器可以设置为监测或关闭状态。其他情况时，患者可能不需要频率适应性起搏，但某些特殊功能如 AF Suppression™（依赖体动传感器）或休息频率等可能需要传感器。下一章将详细阐述起搏器的特殊功能。

参考文献

1 Abrahamsen AM, Barvik S, Aarsland T *et al*. Rate-responsive cardiac pacing using a minute ven-

tilation sensor. *PACE* 1993; **16**:1650–5.

2 Furman S, Hayes DL, Holmes DR Jr. A *Practice of Cardiac Pacing*, 3rd edn. Mount Kisco, NY: Futura, 1993.

3 Greenhut SE, Shreve EA, Lau CP. A comparative analysis of signal processing methods for motion-based rate-responsive pacing. *PACE* 1996; **19**: 1230–47.

4 Katritisis D, Camm AJ. Chronotropic incompetence: a proposal for definition and diagnosis. *Br Heart J* 1993;**70**: 400–2.

5 Lukl J, Doupal V, Sovova E *et al*. Incidence and significance of chronotropic incompetence in patients with indication for primary pacemaker implantation or pacemaker replacement. *PACE* 1999; **22**: 1284–91.

6 Rao G. Hemodynamic advantage of temperature-sensing rate-adaptive pacemakers. *Int Surg* 1993; **78**: 262–5.

100 **本章要点**

- 频率适应性、频率反应性和频率调节性都表示一个意思：起搏器包含一个传感器帮助调整起搏频率以适应患者的代谢需要。
- 目前最常见的传感器是体动传感器（主要是加速计，压电晶体）和每分通气量传感器。
- 当传感器识别出患者需要加快频率支持时，传感器驱动频率将达到适当水平。
- 没有哪一种传感器十分完美。每种传感器都可能存在严重缺陷。有些起搏器应用两个传感器以取两者各自的优势。典型的双传感器是将加速计和每分通气量传感器、或加速计和温度传感器组合在一起。
- 双传感器起搏器已有市场的销售，而且医生一致认为其工作良好。但人们发现双传感器需要“程控和调整”才能获益。
- 有些起搏器可以自动调整频率适应性 AV/PV 间期、频率适应性 PVARP/VREF 或类似的参数，以调整较高心率、传感器驱动频率的计时间期。
- 在美国，大多数新型起搏器是频率适应性起搏器，但有时传感器设置为关闭或监测状态。
- 使用传感器不仅是为了频率适应性起搏，而且也为了应用某些特殊功能，如 AF Suppression™ 或自动的休息频率等。

（张玲珍　赵晶　译）

13 第13章

起搏器的特殊功能

心脏起搏发展史是一部真正的、从未停止过的发明史。从第一台起搏器在发明者 Rune Elmqvist 厨房的台桌上被“烹制好”,到目前起搏工程师在画板上描绘、设计起搏器,起搏器在许多方面(包括特殊功能)都有了长足的发展。现代起搏器已增加了许多特殊功能,使起搏器的功能更优化,使用寿命更长,治疗方法进一步改进,随访更加便捷、更利于起搏器医生的随访。

由于某些特殊功能对患者及医生非常有价值,这些特殊功能已逐渐被认为是起搏器的“常规功能”。例如,频率适应性起搏器刚进入临床时,是一项专门用于管理变时性功能不全患者的新技术,而目前美国植入的大部分起搏器都是频率适应性起搏器,即使有时并不打开该功能。可见,随着患者对这些特殊功能的需求,所有起搏器生产厂家目前都能提供具有这些功能的起搏器。

面对大量的特殊功能,初学者肯定会感到困惑。不同起搏器厂商的起搏器功能又都有差异,例如为起搏器功能的命名及具体功能的差异。即使同一厂家的同一生产线,由于某些特殊功能的不断改进、更新、强化,这使同一功能都可能出现或多或少的变化。

由于这一原因,从事起搏器随访的医生(包括频繁接待起搏器患者以及偶尔做起搏器随访的医师)必须备有所有起搏器的技术手册(有时称为医师手册)。大多数国家的法律要求所有的生产厂家在每个独立包装的起搏器盒中提供印刷版的起搏器手册。虽然现在很多地区都提供网上或电子版手册,但生产厂家依然还坚持提供给医生印刷版的起搏器手册(并且常常具有法律意义)。起搏器的销售者也能提供起搏器手册以及其他与销售起搏器有关的信息。大多数生产厂家都在提供培训项目、教育材料以及学习起搏器特殊功能的机会。起搏器厂家的代表应该能提供关于起搏器特殊功能的最详尽和最直接的资料。

出于这一考虑,本章的阐述尽可能采用已被广泛使用的术语。但在起搏领域,很多技术进展迅速,因此,本书仅能提供宏观的描述,而未提供特殊的个体化程控的细节内容。为更好地了解临床实践中碰到的起搏产品,最好将本书当成起搏器手册及其他培训资料的补充。

由于这些特殊功能不仅能优化起搏器患者的起搏治疗,而且还能为临床医师提供准确的诊断信息,使临床医师在随访时对起搏器评估得更便捷,因而很有必要深入了解和掌握起搏器的这些特殊功能。这些特殊功能还将影响到心电图,因此分析起搏心电图时，需注意这些特殊功能相关参数的程控情况。

自动模式转换

模式转换的概念很简单，即双腔起搏器患者发生快速性房性心律失常时，起搏器的心房感知器关闭，直至心房率恢复正常。关闭心房感知器意味着起搏器对过快的心房率不进行跟踪，从而避免不适当的快速心室反应(具有潜在危险性)。

102 当患者发生快速性房性心律失常时，DDD 或 DDDR 起搏器会突然关闭心房感知器，引起起搏器工作模式发生转换。在很多现代起搏器中，医师可以程控起搏器的模式转换功能。例如，当发生快速性房性心律失常时，起搏器的工作模式可自动由 DDDR 转变为 VVIR。

程控模式转换功能时，医师必须设置一个可以引起模式转换的自身心房最低频率，有时称为模式转换的心房频率。遗憾的是，目前还没有一个公认的识别频率。

- 如果患者的窦房结功能良好，可将模式转换的心房频率设置得高一些避免患者运动时发生起搏器模式转换。
- 如果患者经常发生快速性房性心律失常，并伴发较快的心室跟踪起搏引起症状时，需将模式转换的心房频率设置得低一些，减少发生快速的心室起搏反应。
- 对于病态窦房结综合征患者，如果其发生过快速性房性心律失常，则需要将自动模式转换功能打开。

当某时间段内的自身心房频率达到或超过模式转换的心房频率时，模式转换功能将被激活。这种情况时，起搏器将发生模式转换，其意味着起搏器对快速性房性心律失常不发生快速心室跟踪起搏。

在应用第一代具有模式转换功能的起搏器时发现，许多患者发生快速性房性心律失常触发模式转换时，心室频率突然降低。如图 13.1 所示，仅隔一跳就使心室率明显下降。有些患者对这种频率骤降非常敏感。

因此，先进的模式转换算法中有一个重要的可程控参数——“AMS base rate”即模式转换时的基础起搏频率。即发生模式转换时，起搏器将以该频率起搏心室。模式转换时基本起搏频率可比通常的基础起搏频率程控得高一些，但不能高得令患者感到不适。

模式转换的持续时间受限于相关参数的程控设置。尽管模式转换期间起搏器对心房活动不作反应，但仍然可以感知并计数心房事件，当心房活动降至模式转换的心房频率以下并达到程控的周期数时，起搏器将发生模式的反转换，即恢复初始程控的工作模式。

起搏器可以计数发生模式转换的次数并能跟踪记录。这些信息可作为诊断资料并以柱状图的形式下载，有助于临床医生评估患者已经发生了多少次的模式转换。

查看模式转换的柱状图时，需注意以下几个关键问题。

- 大量的模式转换事件提示患者有多次高频心房事件，或程控的模式转换的心房频率过低。
- 如果患者发生了许多高频心房事件但并未发生模式转换，则提示程控的模式转换的心房频率对该患者太高，应该降低触发转换的心房率标准。
- 如果患者没有或仅有几次高频的心房事件，并且未发生模式转换，则模式转换的参数设置对这位患者比较合适。

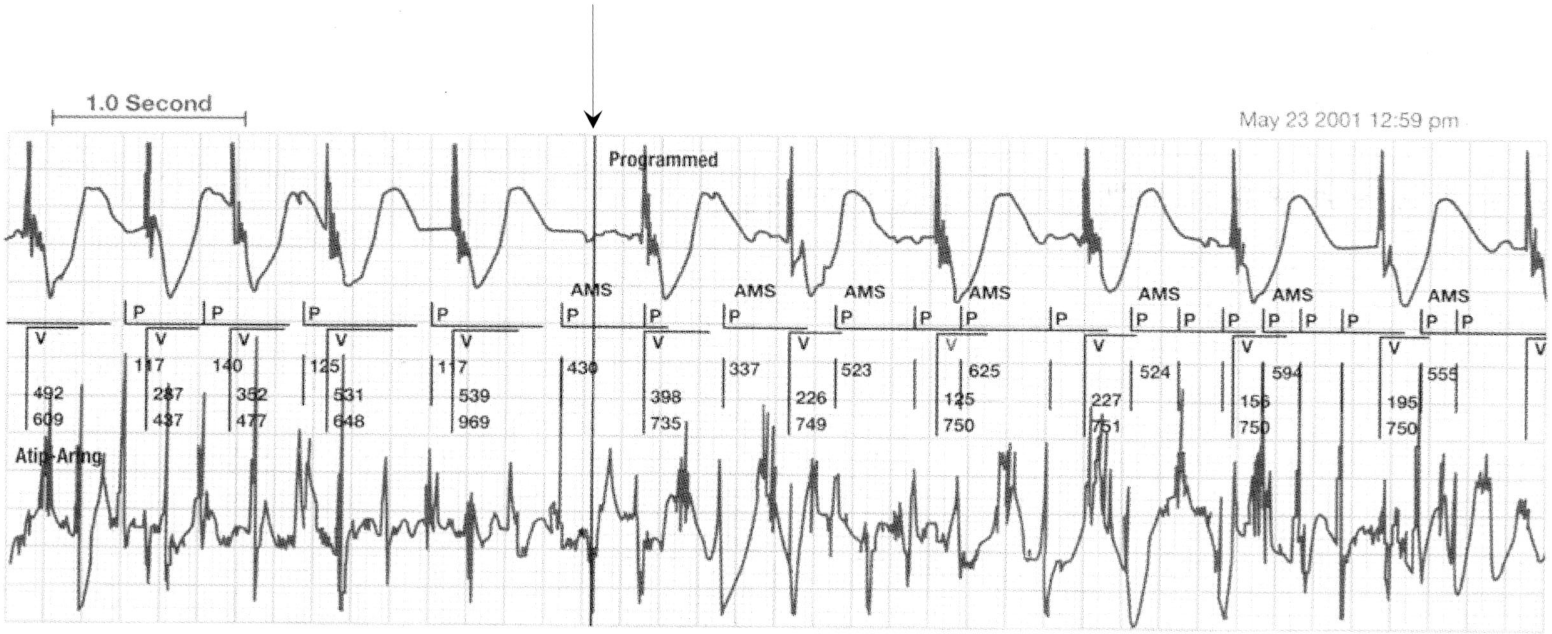

图 13.1 自动模式转换功能 心腔内电图的心房通道(下条)显示发生了心房颤动。从心电图看出,高频心房事件先引起心室以上限频率跟踪起搏,直至发生了自动模式转换(箭头指示)。发生自动模式转换时,起搏器将关闭心房感知器。标记通道证实此时心房活动仍然被起搏器计数,因为模式转换与反转换算法均基于实时的心房率。

- 如果患者发生了多次模式转换并抱怨突然心率下降引起了不适，则需提高模式转换的心房频率(注意不是所有的起搏器都有这一特殊功能)。

使用模式转换功能的目的(尤其具有模式转换基础频率功能)有以下几点。

- 预防当发生高频心房事件时的快速心室跟踪起搏。
- 使临床医生对慢性或持续性快速房性心律失常患者的管理更方便，更好地发挥双腔起搏器的效益。
- 使伴有快速房性心律失常的患者在多数时间受益于双腔起搏，而发生快速房性心律失常时，也不会出现快速心室跟踪起搏。
- 即使既往无快速房性心律失常的患者，也可能在日后发生，并且没有预警。所以对起搏器患者来说，打开模式转换功能可为其提供安全保障，当发生高频心房事件时则会自动发生模式转换。

104 滞后

当患者自身心律极其低下或自身心律的频率低于起搏频率时，低限频率或基础起搏频率决定起搏器的起搏频率。滞后功能是建立在自身心律基础之上的一种起搏频率。对于无滞后功能的起搏器，如果起搏频率为 70 次/分，一旦患者自身的心率降至 69 次/分，起搏器则以 70 次/分的频率起搏心脏。而具有滞后功能的起搏器，只要感知到自身心搏，脉冲发生器就会以程控的滞后频率(60 次/分)工作。没有感知到自身心律时，脉冲发生器将以程控的基本频率(70 次/分)工作。

十年前，当人们发现自身心律优于起搏心律时，尽量鼓励自身心律经房室结下传，滞后成为一项重要的新功能。为鼓励心脏自身活动，滞后频率可以程控得很低。

简单地说，程控滞后是为了避免过多的起搏。设置一个很低的滞后频率，可以尽可能减少起搏心律，进而鼓励自身心搏出现。

然而，一旦起搏器开始起搏，其就会按照程控的基础频率起搏，除非出现等于或高于基础起搏频率的自身心律时可抑制起搏。换言之，仅当起搏器的起搏脉冲被抑制后，滞后频率才起作用(图 13.2)。

为进一步鼓励自身活动，近年来，起

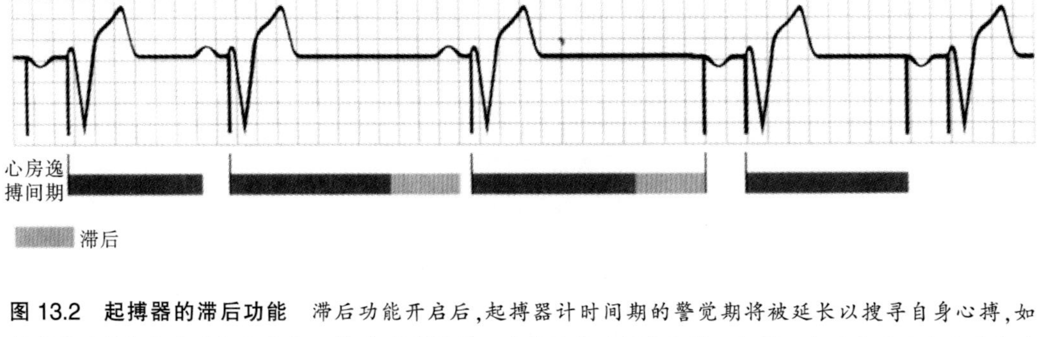

图 13.2 起搏器的滞后功能 滞后功能开启后，起搏器计时间期的警觉期将被延长以搜寻自身心搏，如果在滞后间期内未感知到自身心搏，起搏器继续以程控的基础频率起搏。起搏心电图表现为变化的基础起搏频率

搏器又增加了一个滞后搜索功能。具有搜索滞后功能的起搏器，每隔一定数目的起搏后，起搏器将从基础起搏间期自动延长到滞后频率起搏。如果在滞后搜索窗口感知到自身活动时，起搏器的基础频率将被抑制而以滞后频率起搏心脏。如果在该窗口未感知到自身心搏，起搏器将继续以基础起搏频率起搏心脏。实际上搜索频率使起搏器在一定的时间内暂时降低起搏频率以鼓励该时间内出现自身心搏。

对于大多数起搏器而言，临床医生可以程控滞后频率以及其他参数来控制频率滞后搜索功能(间隔多少起搏周期搜索一次)。

由于没有专门的滞后柱状图，医生只能通过查看起搏器的感知与起搏时间的长短(通常以百分数表示，也有用绝对值表示) 了解滞后功能对起搏器工作的影响。如果患者有适当的自身心搏，则希望看到大量的感知或自身心律。显然，对于自身心律很差的患者，不管如何程控滞后，起搏器都会完全或大部分以起搏为主。但对于那些自身心律间歇性低下的患者(即使无明显规律)，鼓励自身心律肯定是件好事。

对伴有神经反射性晕厥的起搏器患者，可以不按常规方法程控滞后频率。患者血压下降时能突然发生先兆晕厥甚至晕厥。较快频率的心脏起搏可增加心输出量，从而减少由频率骤降引起的先兆晕厥
105 甚至晕厥的发生。当患者自身心率骤降即将导致晕厥发作时，则滞后频率马上发挥功能。程控的基础频率值要比正常的基础心率稍高，当发生先兆晕厥时，起搏器能以较快的起搏频率提高心脏输出量。例如，对于一个已知或可疑的神经反射性晕厥患者，可将滞后频率程控为 40 次/分，基础频率程控为 90 次/分。一般情况下，患者不会起搏，因为 40 次/分的滞后频率已经非常低了。即使患者的自身心律保持在 40~50 次/分时也不会起搏。但是当患者的自身心率降至 40 次/分以下，程控的基础频率将被激活，使患者可以获得迅速的、相对快的起搏频率支持。

评价滞后功能及其具体表现时需要关注以下几点。

- 患者的大部分时间是处于起搏状态吗？如果患者的自身节律可能经常存在，则需降低滞后频率。
- 如果大多数事件为感知事件，那么应当为患者提供确实需要的频率支持。但需确认患者有无症状。
- 评估患者的自身心律并结合临床诊断，决定是否可以降低滞后频率以鼓励更多的自身心律，当患者的自身心率太慢而不能满足机体需要时，需要慎重设置滞后功能。

起搏器患者启用带搜索的滞后功能有几个原因。

- 对大多数起搏器患者来说，带搜索的滞后功能可以最大限度地鼓励自身心律。由于自身心律优先于起搏心律(假如其频率足够快)，所以通过抑制起搏器可以优化自身心电活动。
- 对于自身心律不规律或不是很慢的患者，滞后功能让其在大多数时间不起搏而又有起搏作保驾的益处。
- 从理论上说，滞后功能可以通过抑制起搏而延长起搏器的使用寿命。起搏器作为旁观者比真正起搏所耗用的能量少很多。同样，50%起搏比 100%起搏所耗用的能量又少很多。较长的起搏器使用寿命意味着较少的手术次数和起搏器更换得更少。

- 对于某些患有神经反射性晕厥而自身心律不是很慢的起搏器患者，较低的滞后频率及较高的干预频率可通过较快的起搏反应缓解心率骤降事件的不利影响。

自身传导的自动搜索(AICS)

自身传导的自动搜索(AICS)功能通过周期性将 AV/PV 间期延长到一个程控值用来搜索自身的房室结传导(鼓励自身房室结传导)。由于自身活动优先于起搏活动，因此该算法鼓励起搏器患者的自身房室结传导。

AICS 功能通过鼓励尽可能多的自身房室结传导来优化起搏(图 13.3)。搜索的间隔可程控为 5,10,15 或 30min。每到搜索时间时，起搏器的 AV/PV 间期就会在程控值的基础上自动延长一定的增量，AV/PV 间期的延长有效地延长了心室通道的警觉期(图 13.4)，如果在警觉期内感知到自身的心室事件，则起搏器抑制心室输出脉冲，并且保持这种延长的 AV/PV 间期直到需要起搏器起搏心室时(换言之，直到没有心室感知事件发生)。

106

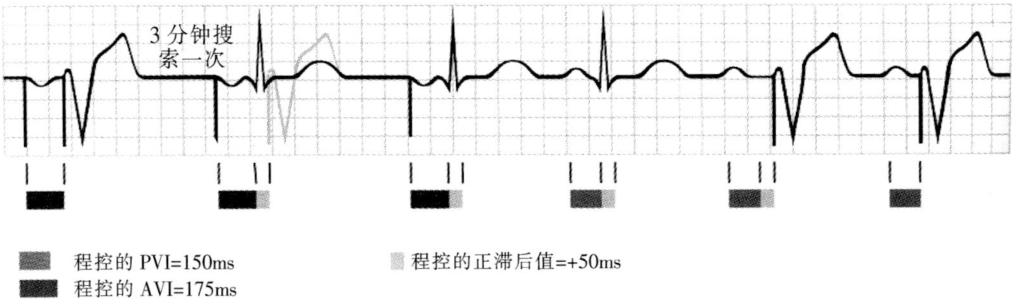

图 13.3 起搏器房室结优先传导功能 AICS 功能能自动延长 AV 间期(本例增量为 50ms)而鼓励自身心室活动。如果 AV 间期不延长，在第 2 个心动周期将出现虚线所示的心室起搏

如果在延长 AV/PV 间期的情况下在延长的警觉期内没有检出自身心室事件，则起搏器马上恢复原程控的 AV/PV 间期值，直至下一次搜索时间。

双腔起搏器患者使用 AICS 功能有以下几个重要原因。

- 循证医学的资料认为自身心脏活动应该优先于心室起搏，因此利用任何鼓励自主心律的算法都有益处。
- 鼓励自身房室结下传将使血流动力学效果更好。
- 理论上，起搏越少起搏器的使用寿命就越长。因此，这些功能(如 AICS)肯定对延长起搏器的使用寿命有益，虽然尚难证实。

PMT 终止算法

起搏器介导的心动过速(PMT)是一种快速的心室起搏事件，虽然其不是由起搏器引起，但起搏器的存在促进了 PMT 的发生，即起搏器是 PMT 发生的必要条件。要发生 PMT，首先患者植入的一定是双腔起搏器，其次患者的房室结具有逆向传导功能，另外必须有一触发事件(通常为室性早搏)起到触发作用。PMT 的触发因素常

107

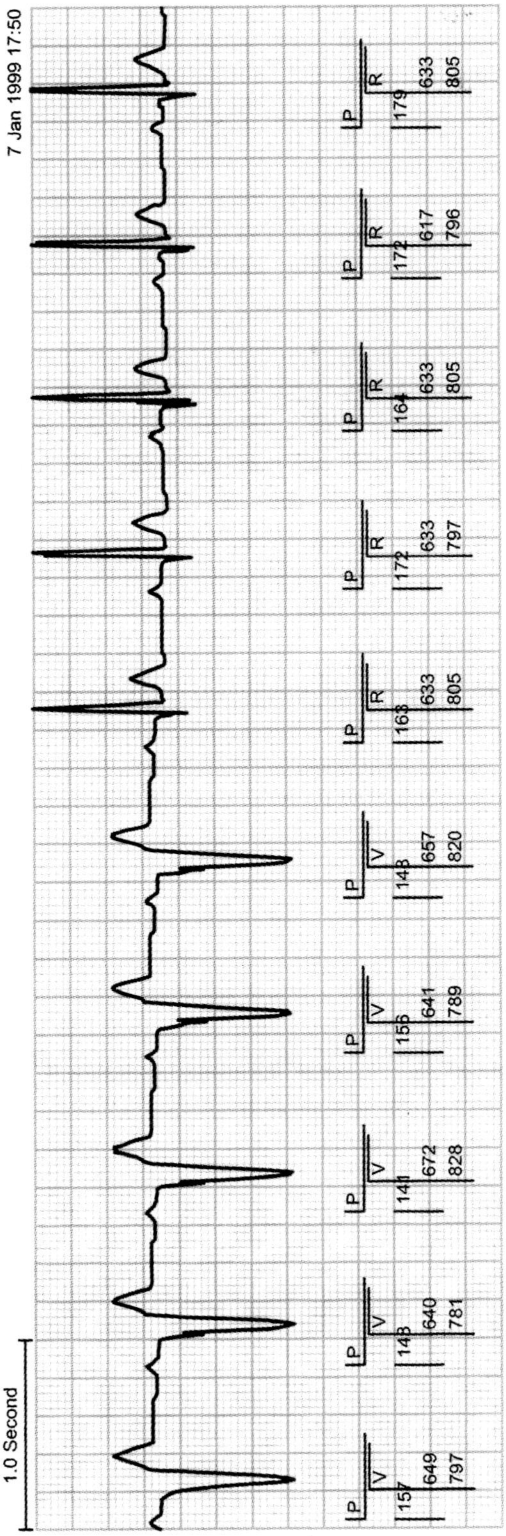

图 13.4 起搏器房室结优先传导功能 心电图第 6 个心动周期出现典型的 AICS 功能。这时心室警觉期延长，使原本需要的心室起搏被感知的自身心室事件取代

是室性早搏、房性早搏、心房起搏失夺获、心房感知功能低下等。起搏器成为这种反复循环的心动过速的折返路径。

逆向传导是指激动传导的方向与正常方向相反(从心室向心房或从心尖向心底部)，心脏的正常传导系统是一条单向前传路径。然而,有些患者的房室结具有逆向传导能力。

目前还没有详尽的资料表明,多少起搏器患者由于房室结无逆向传导能力而不发生 PMT。但 PMT 的发生需要心脏本身具有特殊的基质，即房室结存在逆向传导。房室结逆向传导最多见于具有完整房室传导而窦房结功能不良的患者。虽然完全性房室阻滞(无房室结传导)的患者发生逆向传导的几率很低,但仅仅因为电脉冲不能经房室结前向传导而推断房室结没有逆传功能是没有根据的。事实上,有些完全性房室阻滞的患者存在着室房逆向传导。

PMT 发生时需要一个触发因素,例如,该折返性心动过速由自身心室事件引发。PMT 最常见的促发因素是室性早搏,室性早搏在健康人及植入起搏器的患者十分常见。如前所述,其他常见的促发因素是房室同步性的丧失,尤其多见于心房失夺获或心房感知功能低下引起的心房不适当的过度起搏。

当室性早搏或其他事件发生时,不像正常前传引起的心室波,该 QRS 波能够逆向传导引发递向 P 波,当逆向 P 波因落入心房警觉期能被感知,导致起搏器发放心室起搏脉冲。以此引发了周而复始的折返性心动过速:前向传导从心房经起搏器传导至心室，再从心室经房室结逆传至心房。逆传心房激动的电信号被心房通道感知而引起心室起搏(图 13.5)。结果引起由 108
起搏器维持的周而复始的心动过速。

由于 PMT 发生时需要心房感知,因而几乎每种应对 PMT 的方法都试图暂时关闭心房感知从而打破折返环路。此时发生

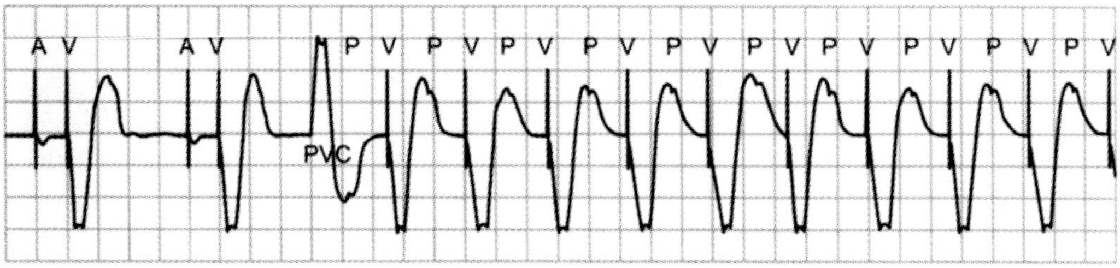

图 13.5 室早引起 PMT 图中一次室性早搏引发了一串心室起搏事件:每次自身心房活动(逆传 P 波)都触发一次心室反应。PMT 可引起患者心悸的症状

PMT 时,心房通道感知的不是前行的心房活动,而是逆传的 P 波。

不少患者有发生 PMT 的潜在风险,但多数 PMT 可通过程控足够长的 PVARP 而避免(图 13.6)。PVARP 决定着心房感知器对心房信号不发生感知时间的长短。单纯将 PVARP 程控为 325 毫秒时，可以预防大多数 PMT 的发生。如同其他起搏参数的设置,这是个临床经验值。

现代起搏器有一些特殊算法来应对 PMT。程控这些算法时,首先需程控一个名为 PMT 识别频率的参数,其定义为起搏器

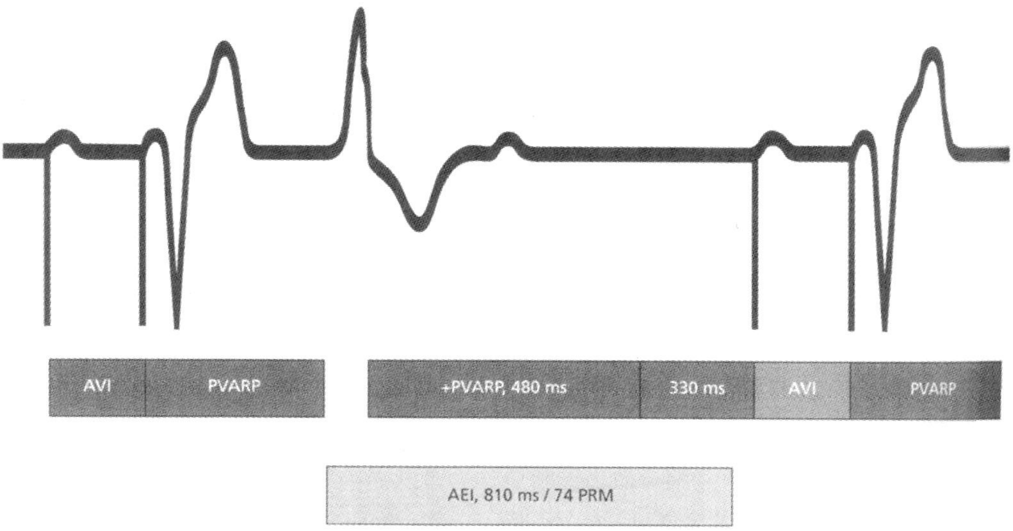

图 13.6　DDD 起搏器自动预防和终止 PMT　一种预防 PMT 的方法是起搏器一旦检测到一个室性早搏,起搏器将自动延长一次 PVARP。因室性早搏是引发 PMT 的常见触发因素,而 PVARP 延长后使室早逆传产生的 P 波落入不应期,即心房感知器不能感知到心房事件,进而预防了 PMT 的发生。当起搏器未感知到室性早搏时,PVARP 应该恢复更合适的程控值(较短的值)

开始评估是否发生了 PMT 的心房频率。100 次/分是一个较好的 PMT 识别频率标准。最早的 PMT 算法使用一个简单的频率标准来评估心脏活动；如果达到或超过
109 PMT 识别频率的连续心室起搏事件出现时,起搏器将该段连续的快速心室起搏事件诊断为 PMT,然后抑制一次心室脉冲或延长 PVARP。如果是真正的 PMT,这些方法则有效。如果这段快速心室起搏事件是心室对自身的窦性心动过速或房性心动过速的 1:1 跟随,则这些应对 PMT 的方法可能引起心脏停搏。

最新的 PMT 功能增加了自动识别(Auto Detect)功能。当连续心室起搏率达到 PMT 的识别频率时,起搏器监测连续 8 个心动周期的心室起搏间期（VP 间期),如 8 个心动周期的 VP 间期稳定，起搏器则诊断这段心律为 PMT,于第 9 个心动周期时,起搏器将自动改变 PV 间期。如果确实是 PMT,PV 间期的改变将不影响 VP 间期，则起搏器诊断这段心律为“可能的 PMT”。

另一方面,如果起搏器仅仅跟踪了快速的窦性心律时，则 PV 间期的变化肯定将引起 VP 间期的改变，则起搏器诊断这段心律为“不是 PMT”。

当起搏器诊断某段心律为“可能的 PMT”后,起搏器将抑制 1 次心室脉冲的发放，从而打破恶性循环，终止 PMT（图 13.7)。

PMT 算法可以感知下一个心房事件，感知器在 330ms 后发放心房脉冲。330ms 的计时间期足以使心房跨过其生理不应期而引起心房夺获,这样紧随其后的心房信号将落入心房感知器的不应期而不能经起搏器下传心室,因此对于折返性心动

低)。只要起搏器(基于患者的活动水平)判断患者处于睡眠或休息状态时,无论何时,将按这个较低的频率起搏心脏。当传感器感知到患者处于不活动（或休息)的时间超过 15 或 20 分钟时,起搏器将启动自动休息频率。

自动休息频率这一功能根据患者活动量的大小启动或结束休息频率,但其不采用直接的传感器数据,而是将传感器采集的短期活动数据与过去 7 天的长期传感器活动的数据进行比较，通过这种算法，起搏器不会被短时间的休息所左右，也不会将较长时间的卧床当成真正的睡眠。

启动自动休息频率功能时有以下几个原因。

- 当患者诉说,60/分或 70 次/分的起搏频率能让他们睡不踏实,而睡觉时起搏器频率低于 60/分或 70 次/分时会感觉更舒服。
- 自动休息频率功能不依赖于时钟显示的时间调整,而患者可随意改变他们的睡眠时间。
- 自动休息频率功能是基于活动量的大小而非时钟时间，所以当患者晚睡、旅行、或作息时间特殊改变时,也不需要重置。
- 通过模拟健康心脏,自动休息频率功能给患者提供了一个更为生理的睡眠和觉醒周期,并有助于某些起搏器患者获得质量更好的睡眠。

结论

起搏器的很多特殊功能为临床医生提供有力的工具,还可以增强诊断能力、快速随访以及优化治疗等。若想将这些特殊功能的益处最大化，关键是要选择合适的患者使用合适的功能，这就需要理解这些特殊功能的理论目的、激活这些特殊功能的临床知识及具体的程控方法等。虽然有经验的起搏器医生十分熟悉这些功能，能够调整这些参数以适合不同患者的需要,但那些偶尔接触起搏器患者的临床医生也应该熟悉现代起搏器的高级功能。

熟悉起搏器的某些特殊功能的特点,才能更好地解释起搏心电图的一些特殊心电现象。另外,了解起搏器这些最新的功能有助于解决起搏器患者的特殊问题或理解其主诉。

尽管这些复杂的功能有时很难理解,但实际上，他们设计得既直观又容易程控。但许多功能可能不是全自动的,也可能是半自动的(你必须将某些功能程控为打开或调整一项至两项程控参数)。临床实践中,除了大多数少见的病例外,即使起搏器专家也很少将所有的特殊功能统统程控为开启。

参考文献

1 Ammirati F, Colivicchi F, Toscano S *et al*. DDD pacing with rate drop response function versus DDDI with rate hysteresis pacing for cardioinhibitory vasovagal syncope. *PACE* 1998; **21** (11 Part 2): 2178–81.

2 Levine PA. *Guidelines to the Routine Evaluation, Programming and Follow-up of the Patient with an Implanted Dual-Chamber Rate-Modulated Pacing System*. Sylmar, CA: St Ju de Medical, 2003.

3 Morris-Thurgood J, Chiang CM, Rochelle J *et al*. A rate-responsive pacemaker that physiologically reduces pacing rates at rest. *PACE* 1994; **17** (11 Part 2): 1928–32.

4 Provenier F, Jordaens L, Verstraeten T *et al*. The automatic mode switch function in successive generations of minute-ventilation sensing dual-chamber rate-responsive pacemakers. *PACE* 1994;**17**(11 Part 2): 1913–19.

5 Schuchert A, van Langen H, Michels K *et al*. DDD (R) pacing with automatic mode switch in patients with paroxysmal atrial fibrillation following AV nodal ablation. *Cardiology* 1997; **88**: 323–7.

6 Sutton R. How and when to pace in vasovagal syncope. *J Cardiovasc Electrophysiol* 2002; **13** (1 Suppl): S14–S16.

7 Yue AM, Thomas RD. Neurocardiogenic syncope due to recurrent tonsillar carcinoma: successful treatment by dual-chamber cardiac pacing with

本章要点

- 现代起搏器具有一些最新的功能。临床实践中,你面对的不仅是新型起搏器,而且还有老型起搏器,所以不是所有的起搏器都有这些高级功能。
- 许多生产厂家的起搏器具有某些相同的特殊功能,但它们使用不同的术语,而且工作时也存在一些细微的差异。参考起搏器手册或利用来源于不同厂家的培训资料都是掌握这些内容的捷径。
- 自动模式转换(AMS)是指出现快速房性心律失常时,起搏器关闭心房感知器,因而不会发生快频率的心室反应。AMS 基础频率提供了发生 AMS 期间的过渡频率,预防引起患者不适的心率骤降。
- 存在一定水平的自身活动(低于基础频率但高于滞后频率)时,滞后功能将使较慢的自身心律成为主导节律,即起搏器鼓励自身心律。带搜索的滞后功能使起搏器周期性以滞后频率寻找自身活动,是更积极地鼓励自主心律的方法。
- 自身房室结传导的自动搜索功能可周期性地延长 AV/PV 间期以延长心室警觉期,这是起搏器搜索自身(这里是心室)活动的又一种方法。
- 终止 PMT 算法是当起搏器判断患者发生 PMT 时,起搏器以某种方法起搏,从而有助于打破 PMT 的恶性循环,终止心动过速。
- 发生 PMT 需具备 3 个条件:双腔起搏器、房室结的逆向传导及触发因素,通常 PMT 多由室性早搏(PVC)诱发。PMT 就像一个闭环的折返性心动过速,需要起搏器参与和维持(不是原因)。
- 如 PMT 算法确认一段快速性心室起搏事件是 PMT,则起搏器会抑制发放一次心室脉冲,然后在感知的心房事件之后的 330 毫秒时发放心房脉冲。这两项措施的任何一项都足以打破 PMT 的闭环折返活动。
- 对大多数患者来说,另一种避免 PMT 发生的方法是程控长的 PVARP,PVARP 设置为 325ms 时可以预防大部分患者多数 PMT 的发作。
- 自动休息频率功能利用体动传感器确定患者进入睡眠或休息状态,并将起搏频率降至程控的休息频率,模拟健康人在睡眠时的心率下降。由于许多患者的作息时间经常变化,因此最佳的休息频率依赖于体动传感器而不是时钟显示的时间。

(张楠 译)

14

第14章

系统化随访

113 起搏器的随访目的有多种。首先是要确定起搏器工作是否正常,还要调整参数尽可能延长起搏器的使用寿命,优化程控各种参数的设置,了解起搏器的预期寿命,处理各种已知或未知的问题,并建立随访记录。起搏器随访的另一个目的是将患者对起搏器的担忧降到最低程度。为达到这些目标并减轻临床医生的负担,需要将起搏器随访过程系统化。

起搏器系统化随访是指在随访过程中建立规范的操作流程,操作程序化,并尽可能发现隐藏的问题,尤其在无症状患者中。

植入起搏器的患者需进行规律性和连续性随访。

- 首先,起搏器的使用寿命(电池控制)有限。随访中应明确起搏器工作是否正常,并确认电池已经耗尽时选择最佳的起搏器更换时间。
- 第二,起搏器随访中,医生应根据患者的临床情况、新出现的病情、增加或停用药物等影响因素调整起搏参数。
- 第三,起搏器随访中,医生可以回放患者的储存信息,并打印记录。
- 最后,少数情况下,起搏器随访提供的资料和信息可帮助医生在患者出现临床症状之前发现问题并进行调整。

除此之外,医生通过随访能和患者保持紧密的联系。虽然起搏器召回的情况比较少见(尤其考虑到很多患者使用了这种起搏器很多年都没有发生任何功能上的问题),但是这种情况也有可能发生。此时,医生必需紧急通知植入该型起搏器的患者。常规随访不但使患者有机会优化起搏参数,还可能及时得到诸如上述特殊情况的通知。

ACC/AHA/HRS 的起搏器植入指南指出,起搏器随访受到不同因素的影响,包括年龄和患者临床情况,是否接受其他治疗,起搏器型号和居住地区等。需要注意的是,一些患者的住所离随访中心较远,或附近没有医生,随访比较困难。确定随访计划时,应考虑这些因素。

1984,美国卫生保健财政管理处(HCFA)公布了起搏器随访的相关指南。尽管可能会受到个别因素的影响,指南建议单腔起搏器应在植入后 6 个月内随访两次,以后每 12 个月随访一次。双腔起搏器同样应该在植入后 6 个月内随访两次,以后每 6 个月随访一次。

另外,指南允许其中一些随访可通过电话随访(Transtelephonic monitoring,TTM)方式进行。TTM 是最早的远程监测随访方法之一,目前被称为“远程随访”。这种远程遥测医学非常流行,患者可以用普通电话线下载起搏器信息并送至随访中心进行分析。TTM 只接收起搏器信息,不能完成 114

对起搏器的程控。然而，对身体状况较差或者不方便到随访中心就诊的患者而言，TTM 是一种能密切监测起搏器状态的非常好的方法。

系统化随访面临的一个挑战是起搏器门诊会遇到各种不同型号的起搏器，分别需要不同的程控仪，每次起搏器门诊都要打开多种程控仪。老型号的起搏器没有现代起搏器的一些特殊功能，这就需要医生掌握不同的程控技巧。有些起搏器没有模式转换功能，如果患者有持续性房颤就很难处理。不同的制造商可能使用不同的术语定义相似的功能，随访医生会"美敦力语言"的同时，也得会"圣犹达语言"。从某些方面来说，了解不同起搏器就像是学会使用电脑上的许多不同的软件程序。

随访植入较新型号起搏器的患者时，尽可能使用一键随访功能，按照顺序进行系统化随访。这些功能非常方便，可以确保不会疏忽或遗漏每一步操作。另一方面，大多数起搏器门诊有很多植入老型号起搏器的患者，需要医生按照步骤一步一步操作。

因而，本章将通过不同的系统化随访步骤来介绍操作流程。新型起搏器可能有自动选择功能来完成这些步骤。

第一步　询问病情

患者本人是起搏系统中最重要的组成部分(而不是脉冲发生器或电极导线)。从询问患者的感觉开始，特别注意是否有心输出量减少的相关症状。因为大多数植入起搏器的患者是老年人(64 岁或以上者占 85%)，他们有可能合并其他疾病，其出现的症状不一定和起搏器相关(新植入起搏器的患者经常将新出现的每一种不适都归因于起搏器)。

病情询问时，需要寻找提示患者心输出量减少的主诉。其相关症状包括：

- 头晕
- 心慌，"心脏怦怦跳"，胸部敲打感
- 气短
- 晕厥，头昏眼花，头晕
- 乏力

相关的表现还包括皮肤颜色的改变、呼吸频率的改变或浮肿。这些信息应当在记录文档中仔细注明。心输出量减少的症状和体征是怀疑起搏器工作不正常或起搏器参数的设置没有个体化的线索。

下一步是检查植入部位是否有红肿、感染或破溃的迹象。评估患者的颈静脉是否扩张。还应检查患者的心率、血压和心肺功能等。

程控前，临床医生评估患者"起搏器依赖"的程度非常重要(表 14.1)。如果患者有明显的起搏器依赖，最好让经验丰富的医生来随访。对于起搏器依赖不严重的患者，可由相关专业人员或医生进行随访。

起搏器依赖的患者，在测定阈值和感

表 14.1　起搏器依赖的不同程度

逸搏节律	依赖程度
无逸搏节律	完全依赖
室性心动过速	完全依赖
完全性房室阻滞(AF 或窦性心律)	主要依赖
窦性心动过缓<30 次/分	适中
较低程度房室阻滞	适中
窦性心律≥50 次/分	不依赖

知时，都需要调整参数，使患者的自身心率出现或短暂停止起搏。没有起搏器依赖的患者能很好地耐受这些测试，但起搏器依赖的患者在作这些测试中却能出现不适症状。如果患者对起搏器有一定程度的 115

依赖，就需要很好地权衡起搏器常规随访的好处和短暂停止起搏的危险性。这需要有程控经验的医生来决定。

一些随访门诊对起搏器依赖的患者用标记或颜色编码来标明。虽然起搏依赖可能不是永久性存在，但一旦发现患者存在起搏器依赖，大多数临床医生在随后的治疗中就会按照起搏器依赖来处理。

如果没有足够的信息判断患者的起搏器依赖程度，则尽量寻找非常缓慢的逸搏心律或心脏阻滞和室性心动过速等情况，此时，应尽量避免暂时程控某些参数进行测试，避免非常规的设置某些参数。

第二步　用程控仪显示实时心电图及程控参数

起搏器随访所需的程控仪类似于台式电脑，通过程控仪，医生可以调取起搏器的各项参数，并按需要对参数进行修改并程控输入起搏器，可以说，通过程控仪，医生完成了和起搏器之间的“对话”。大多数起搏器门诊都有很多不同厂家的程控仪可供使用。起搏器的程控仪不具有普遍的兼容性，针对不同的起搏器应选择与之相匹配的程控仪，这一点非常重要。某一厂家的程控仪只适用于该制造商的起搏器，而且某些制造商可能有多种程控仪来适配多种不同的起搏器。近年来，大多数起搏器制造商致力于完善程控仪的功能，使新型号的程控仪能“反向兼容”大多数老型号程控仪的功能，能完成新老型号起搏器的程控。然而，临床随防时需要使用医生不熟悉程控仪的情况仍然时有发生。

如果是常规随访的门诊患者，在其档案中应提供完备的起搏器信息，利于选择合适的程控仪。对于“三大”主要制造商新近生产的起搏器，应用制造商的程控仪进行随访是安全的。(例如，植入圣犹达公司的 Integrity 起搏器的患者，可应用圣犹达公司最新的 3510 程控仪进行程控)。

还有其他的方法可确定起搏器的型号。

- 询问患者制造商提供的起搏器 ID 卡，确认植入日期，如果患者曾经更换过脉冲发生器，他可能带来的不是最新的 ID 卡。
- 如果患者没有 ID 卡，他的随访医生、心内科医生或家庭成员有可能知道起搏器的制造商。
- 如果上述方法仍然不能了解起搏器相关植入信息，可使用 X 线的 ID 标记物标记并检测起搏器的大小和形状。非常熟悉起搏器的人能通过这种方法快速确认起搏器的型号。大多数厂家在他们的设备上制作 ID 标志，使其在 X 线片上显影，因而，通过患者的 X 线片可以了解起搏器的型号。
- 如果能够识别 ID 标记，大多数起搏器代表和所有的技术支持热线都可以通过 ID 确认起搏器型号。另外，制造商需要对植入其设备的患者进行资料登记。
- 通过了解情况的制造商来协助选择程控仪十分重要。一旦连接到正确的程控仪，大多数都能自动识别现代起搏器。

使用与起搏器不匹配的程控仪(不同的公司)是有危险的。程控仪可能不工作，但更有可能干扰植入的起搏器。因此，采用多种必要的方法确认并使用合适的程控仪十分重要。

起搏器与程控仪连接后，进入程控界面，给患者贴好电极片记录心电图。使用 116
程控仪内设的心电图进行功能记录(所有程控仪共有)，包含实时显示心电图。这种心电图应该作为基础心电图来评估。

- 有无夺获？
- 有无感知？
- 是患者的自身心律？

心电图应当保存在患者的病历档案中，医保和其他的指南规定要求这样做。详细阅读和了解患者的病历档案是成功随访的一个要素。

一旦获得了心电图，就可以开始随访。如果是新型起搏器，医生可以使用自动随访序列，允许一键或其他简单操作。这个单键在程控仪上可直接使用。较老的起搏器可能没有这种功能，仍需逐步进行程序化随访。

获得最初30秒心电图后，应在起搏器上方放置磁铁。磁铁将关闭装置上的簧片开关后进入磁铁模式。磁铁模式因制造商和起搏器型号的不同而不同，但通常包括非同步起搏模式(AOO,VOO或DOO模式)。非同步起搏不管患者的自身心率，在心电图上形成固定频率的起搏脉冲信号，使临床医生更容易验证起搏器的功能是否正常。磁铁模式也能提供信息以评估起搏器的电池状态和是否符合更换指征。心电图记录到磁频心电图，然后再记录30秒的非磁频心电图。

程控过程中，程控头(程控仪的一部分，看起来很像电视机的遥控器)都必须放置在起搏器上方。

不论通过自动化程控，还是人为的操作，第一步都是"询问"。将程控头放置在起搏器上方，按下程控仪的按钮进行自动化随访或遥测。程控头和起搏器取得联系，稍后程控仪的屏幕将显示起搏器的确认信息(型号及序列号)、当前程控参数的设定和其他信息。

将程控信息打印出来至关重要。现在大多数程控仪内置打印机，通过程控仪上的一个按钮就可以轻松打印。在医生将进行随访时打印出程控参数。随访中要清楚如何程控起搏器，如何操作来保证正常工作，这些都非常重要。

通过询问可以获得起搏系统相关的信息，特别是电极阻抗，在较多的自动化系统中，它是程控步骤的一部分。在随访中最至关重要的参数就是电极阻抗值。

电极电阻值不可程控，并随时间能发生一些改变。许多起搏器有储存过去电极阻抗值的功能，以便迅速将当前的阻抗值和过去值作比较。每次随访过程中，如果遇到老型号的起搏器，电极阻抗值都应当记录在患者的病历档案中。

不同患者之间的电极阻抗值有很大不同，即便是同一患者，随着时间的延长电极阻抗值也会不同。评估这个参数的关键不是寻找特定的值，而是寻找有意义的变化。凭借经验，电极阻抗值的急剧增长(≥200Ω)可预示电极导线有折断，也就是说，电极导线遭到损坏，并可能影响起搏器的起搏和感知功能。同样，电极阻抗的急剧降低(≥200Ω)可预示电极导线绝缘层的破坏。

因此，孤立地观察电极阻抗值并从中得出诊断建议是不可靠的。如果电极阻抗是700Ω，你并不能得到更多的信息，但如果电极的电阻现在是700Ω，但在上一次随访时电阻只是300Ω，则提示阻抗升高，出现了问题。事实上，上述变化提示电极导线被损坏。

测量电阻时，如果发生了一个急剧的变化(≥200Ω)，请按下列步骤进行处理。

- 重复询问，重新获得相关信息。
- 拍摄胸部X线片。胸部X线拍片是了解电极导线情况的检查方法之一，可以了解电极导线在什么地方出了问题。

- 检查起搏心电图,观察是否有异常电活动。电极导线的问题有时会导致感知或起搏异常。
- 当电极导线的阻抗发生急剧改变时,通过一张标准的X线片和一份标准的起搏心电图可以发现电极导线的问题。
- 如果电极导线有破坏或严重损害,可请教起搏器专家,大多数情况下必须更换新的电极导线。

第三步　诊断信息

大多数起搏器应用大量的计数器和其他功能不断记录着心脏的电活动。并用柱状图、表格、曲线图或数字清单等形式报告数据结果。实际上,起搏器程控仪在格式选择中能提供多余的诊断信息,例如,在数字或图表格式中看到重复的信息。

不同起搏器提供的诊断信息不同,但在随访中总能被获取和评估。诊断信息的主要价值是能确切地显示给临床医生(和患者的主诉形成对比)自最后一次随访以来起搏器的工作情况和患者的适应情况。

虽然不同制造商和不同型号的起搏器可能应用不同的术语,但诊断报告的主要类型大致相同。

- **频率柱状图**　这是十分有用的信息,提供自上1次随访以来患者的心率情况,频率的分配应该是合理的,应当适合患者的生活方式。
- **模式转换柱状图**　显示有多少次自动模式转换功能被激活,大量的模式转换能给患者带来不适,并预示患者较多快速心房活动的发生。
- **AMS日志**　提供更详细的模式转换资料,了解模式转换情况,包括触发事件的心房率和事件持续时间。某些情况下模式转换可触发记录和储存心腔内电图,触发AMS事件记录。
- **AT/AF柱状图或快速心房活动记录**　许多双腔起搏器能监测房性心律失常的发生。记录房性心律失常的出现有益于程控心室的最大跟踪频率,使发生房性心律失常时,心室跟踪起搏频率不致过快。
- **房性心律失常趋势**　开启AF Suppression™功能的患者,通过房性心律失常趋势图,医生可了解自上次随访后,患者房性心律失常出现或消失的情况。其在评估房性心律失常的进展方面非常有用,并能指导临床用药。
- **长期阈值监测**　具有自动阈值夺获功能的起搏器会不断搜集阈值数据。这些信息能提醒医生改变患者的起搏阈值。起搏阈值能随着药物反应、药物相互作用、疾病进展、年龄和其他因素变化而变化。另外,这些数据可确认自动阈值夺获功能是否正常。
- **感知频率柱状图**　这一图表显示自上次随访后有多少感知活动,并按频率范围分组。感知数据应当和患者的生活方式作比较。例如,一个虚弱的、惯于久坐的患者不应当有大量的感知活动,可能也不需要高频感知驱动的起搏。一些起搏器允许感知被程控到"监测"模式,并仍然用柱状图进行评估。这种柱状图能显示出感知如何控制频率变得主动。这种"监测"设置和柱状图可以帮助临床医生评估频率应答功能。
- **储存心腔内电图**　很多现代起搏器能储存心腔内电图,一些起搏器能储存多次记录。医生能程控"触发"或通过事件来启动心腔内电图记录,心腔内电图被储存在存储器中,能被下载并在随访中进行分析。一些常见的触发储存心腔内电图的事件包括：快速心房活动、模式转换事件和室性早搏。

- **患者触发储存的心腔内电图** 除自动事件触发储存心腔内电图外，一些起搏器允许当事件发生时，患者手动触发心腔内电图的记录。仅适用于愿意配合和对起搏器比较熟悉的患者，无论何时他感到“晕厥先兆”或其他不适时，都需要患者本人手动触发记录心腔内电图。患者反复出现症状，并触发储存心腔内电图对诊断有重要的意义。

下载这些诊断并打印，建立完整的病历档案记录，包括自上次随访后起搏器是否有异常以及患者的活动情况。打印这些信息至关重要，以后就不必再另外储存。

当记录储存满库以后，新的记录将覆盖最早的记录。因此，医生只需了解最近一次的信息。随访中打印出的诊断十分有用，它可以作为历史记录评估长期的趋势或作为对照。

临床医生查看诊断信息时应该处理下列系统问题。

1. 诊断信息和程控设置一致吗？例如，如果模式转换被程控为开，发生快速房性心律失常时，就不会有快速心室跟随。如果 AF Suppression™ 程控为打开，就应当有快速的心房起搏。

2. 诊断信息中有任何异常吗？异常数据包括大量异常的心电活动（例如，很多的室性早搏计数）、大量的事件（例如，大量的模式转换事件）或大量房性或室性心律失常。注意一些起搏器提供的诊断信息中的异常事件并不意味着患者确实存在异常。

3. 所有程控的功能都正常发挥作用吗？了解起搏器各项参数的设定，评价频率适应性起搏、滞后功能和 PMT 终止算法是否程控为打开。

4. 诊断信息中，是否能为需要处理的事件提供一些线索？这些事件包括：

(a) 大量房性心律失常伴随快速心室反应（可由模式转换或 AF Suppression™ 程控引起）

(b) 大量房性心律失常，不伴快速心室反应（应考虑模式转换或 AF Suppression™ 所引起）

(c) 相对于患者的体力活动程度来说，频率适应性起搏的频率设置过高

(d) 明显不同于先前诊断计数的任何事件（表明问题已经被处理或新的问题将会出现）

(e) 任何显著异常的事件。

在打印出相关信息后，起搏器一般将计数器清零。起搏器能记录随访过程中发生的事件并同时确保在患者离开时计数器清零。在每一次随访结束以后清除诊断计数十分重要，它能提供给下一位临床医生最准确的诊断信息。如果计数器没有清零，下几个月的电活动的记录将融入老的数据当中，有些资料的价值就会降低。

一些临床医生在进行系统化随访时喜欢应用不同的诊断计数器。对医生而言采用固定的程序化随访更为重要。然而，最好先把数据下载、打印，随后再进行随访，随访过程中随时进行打印。

应保证在每次随访过程中将诊断信息随时打印出来放入患者的病历档案中。在逐步进行的随访过程中，随时回顾起搏器提供的诊断信息，对评价起搏器工作是否正常非常重要。

第四步 夺获阈值测试

如果随访的是自动阈值夺获起搏器，则不必进行独立的阈值测试，可以通过查

看自动阈值检测表，明确阈值变化的情况。因为自动阈值夺获起搏系统能自动检
119 测阈值,并自动设置安全的起搏电压进行心室起搏,而无需医生再进行阈值测试和程控。

其他起搏器提供自动或半自动起搏阈值测试,只需要 1~2 步完成阈值测试。

自动阈值测试的原理是逐渐降低起搏电压,直至起搏脉冲失夺获。失夺获时,再开始逐步升高电压,直到再次夺获心室。在失夺获后恢复夺获的电压值称“夺获阈值”(图 14.1)。在老的起搏器系统,这一测试必须手动(或半自动)测试。当进行起搏值下降测试时,必须持续监测心电图。

测试单腔起搏系统的夺获阈值,需要将患者的基础起搏频率程控至略高于其固有频率,并观察心电图。如果有夺获(起搏脉冲后紧跟除极波)，起搏器就可能工作正常。

对于双腔起搏器,确定第一次起搏事件的类型非常重要。查看患者初始心电图或诊断信息，了解患者起搏器工作状态(只有一种工作方式的情况较少见，但一般会以一种工作方式为主)。

AV:如果起搏器大多数为心房和心室起搏,阈值测试和单腔起搏器一样。先评估某一心腔,然后是另外的心腔,没有特别推荐的次序。

PR:这种工作状态下,多数为自身心搏,只有少数是起搏事件。程控比自身心律高的起搏频率,程控长 AV 间期,将出现 AV 或 AR 起搏,就是说心房起搏和心室跟随,心室为自身心律或起搏心律。使用逐步降低电压的技术以测试单腔起搏器心房起搏阈值。当心房失夺获时,心电图上没有明显迹象，也没有心室感知事件,而只出现心室起搏。事实上,心房失夺获后跟随一次心室起搏,必须确认心房失夺获的情况下记录的心房起搏阈值。

用高于心室自身节律的频率进行心室起搏,程控短的 AV 间期,进行暂时的心室阈值测试(目的是为避免出现经房室结的自身传导)，逐步下降心室起搏电压直至心室失夺获。以两倍阈值作为实际起搏电压,以确保安全起搏心室。

PV:起搏状态下,由于房室结下传的时间长于设置的 AV 间期，故依赖于心室起搏。程控比自身心律高的心房起搏频率开始心房起搏阈值的测试,一般不要超过 100 次/分测试心房阈值。起搏频率不太可能比患者自身心房频率更快并低于 100 次/分。如果患者起搏器处于 DDI 模式,需将其暂时程控为 DDD 模式，这将形成稳定的 AV 间期。如果不能转换,则需要一个有经验的医生对患者的病情进行评估,并决定是否和如何进行心房起搏阈值的测试。

采取 DDD 工作模式形成稳定的 AV 起搏,并使用逐步降低起搏电压的方法测试心房起搏阈值直到心房失夺获。记录心房起搏阈值并程控两倍脉冲输出电压使心房起搏处于常规安全范围内。

可直接测试心室阈值而进行心室起搏，逐渐降低起搏电压直至心室失夺获，设置两倍阈值作为起搏输出电压。

对使用自动阈值夺获功能的患者来说,随访时应测试 ER 值(图 14.2)。测试起搏信号产生起搏除极波的灵敏度,以确保心室夺获。测试评估起搏除极波的灵敏度设置并确认安全范围是否能够接受。测试是自动进行。

如果当前的程控参数适合,那么就不
需要作任何调整。然而,调节起搏输出值 122
来达到夺获或确保一个足够的安全范围

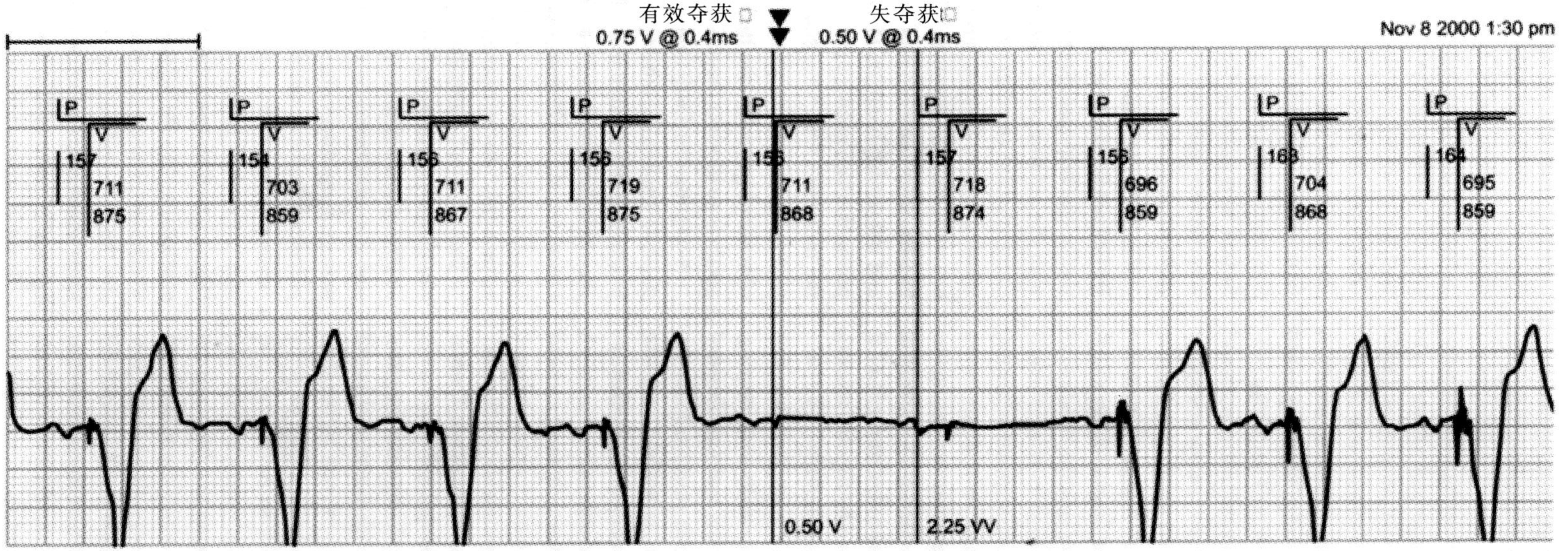

图 14.1　房室阻滞患者植入双腔起搏器后心室阈值的测试　图中第 5、6 个周期(V 标注,心室输出脉冲信号后无相应的心室波)两次失夺获,此后起搏器逐步增加起搏电压,并重新夺获心室

121

心电图参数

Surface ECG	On	
Position	1	
Gain	1	
Filter	On	
Markers	2	
Position	2	mV
Gain	2.5	
Configuration	Vtip-Vring	mV
Sweep Speed	25	mm/s

触发资料

Mode	DDD		
base Rate	60		ppm
AV Delay	50	T	ms
PV Delay	25	T	ms
V. AutoCapture	Calibrate	T	
Automatic Pulse Amplitude	0.875		V
E/R Sensitivity	7.0		mV
V. Pulse Width	0.6		ms
Measured Evoked response	18.09		mV
Safety Margin	2.6:1@7.0mV		
Measured Lead Polarization	0.78		mV
Safety margin	8.9:1@7.0mV		

1.0 Second

T 临床程控值

对于自动阈值夺获功能该安全范围可以接受

Sep 27 2000 12:04 pm

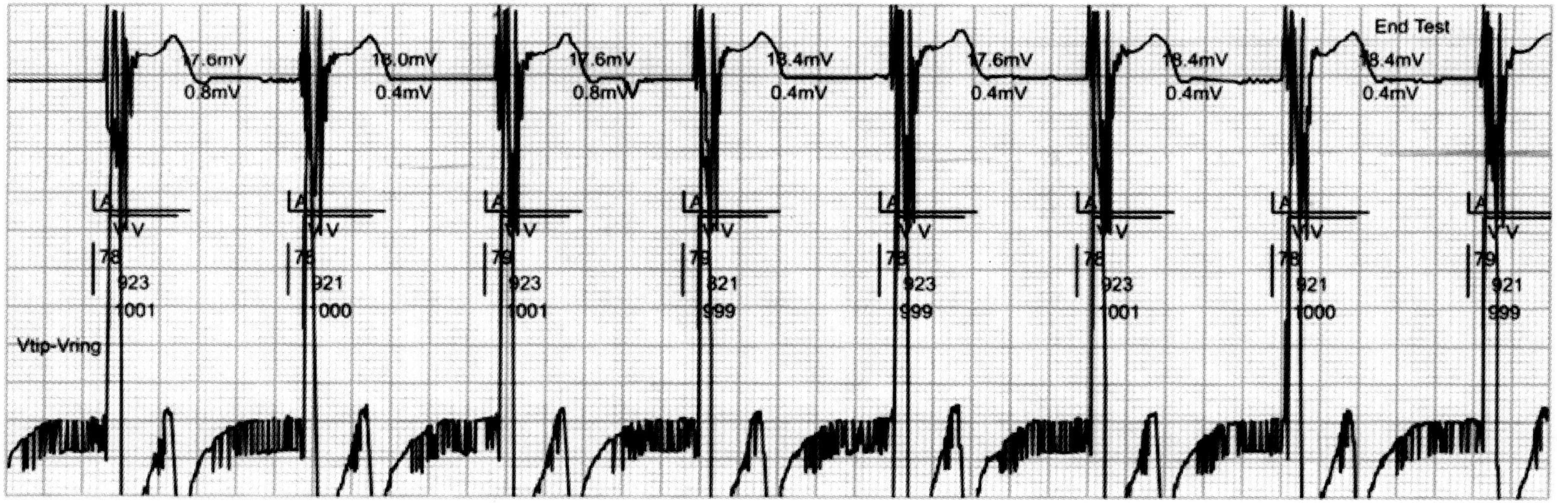

图 14.2 具有自动阈值夺获功能起搏器的 ER 敏感度测试

是必需的(对自动阈值夺获起搏系统是不必要的)。

有些起搏器可以提供强度-时间曲线图来显示最佳输出设置。本质上强度-时间曲线图是一个可以显示所有可进行心室夺获脉冲的电压/脉宽组合的图表,显示脉宽非常短、需要较高的脉冲电压。当脉宽增宽时,需要较低的脉冲电压。在特定情况下,曲线图变平了,显示有效夺获需要特殊的最小值电压,而不管脉宽的延长有多长。虽然强度-时间曲线很有用,但并不需要打印出来或放入患者的储存资料中,其主要是一个参考工具。

第五步　感知阈值测试

下一步是感知阈值的测试,即评估起搏器的感知功能。感知阈值被定义为最低的灵敏度设置 (也就是最低的 mV 值),使起搏器不断地能感知到心脏自身电活动。多数现代起搏器能够提供自动化测试感知阈值功能。自动化测量 P 波和 R 波的选项能提供固有信号值,其用于评估灵敏度设置是否有效。手动测试包括减少起搏频率使自身心律显现。有注释的心电图对确认感知很有帮助(图 14.3、图 14.4)。

如果必要的话,灵敏度设置必须被调整以确保合适的感知。通常的感知安全度的值是该值的一半,例如,如果一个起搏器感知灵敏度为 5.0mV 就能可靠地感知,那么适当的感知灵敏度设定值(感知安全度)应为 2.5mV。

第六步　系统化心电图分析

通过分析起搏心电图可以评价起搏器的工作情况是否正常。目前,在临床实践中,起搏器能提供有标注的实时心腔内电图,医生借此可确切地了解起搏器的工作状态。虽然每个制造厂商所使用的标注稍有不同, 但大多数专业人员都比较熟悉。

用字母编码来识别事件,比如 P(心房感知事件)、A(心房起搏事件)、R(心室感知事件)和 V(心室起搏事件)。间期用数字来表示,通常用水平线来显示其属于何处。除了为使用方便,标注的好处是起搏器自身可以报告如何“看待”这些事件。感知心房电活动,标注为自身心房活动。

虽然标注很有用,但其不能取代实际信息。例如,标注无法显示心电图未出现的事件(比如过度感知),也不能标注已经明显出现的异常事件(比如感知不良)。

为了不遗漏细微的问题或忽略心电图中潜在的问题,建议临床医生遵循下列原则进行操作。

1. 程控设置和心电图是否一致?
2. 在每一个起搏脉冲信号后,有可靠的夺获吗?
3. QRS 波形态是否正常或看起来是否是心室融合波形 (也就是指在单独形态的 QRS 波上心室起搏和感知事件 “融合”在一起)? 注意锯齿状的 QRS 波可能提示左束支传导阻滞。
4. 感知是否适当? 感知后是否能抑制一次脉冲输出? 感知的心房活动导致起搏(或感知)心室的活动吗?
5. 节律是否同步或有无孤立的 P 波和 R 波?
6. 患者的基础心律是什么?
7. 从心电图看,患者是否受益于起搏器可获得但可能不会被激活的某些功能? 这些特征见表 14.2。

123

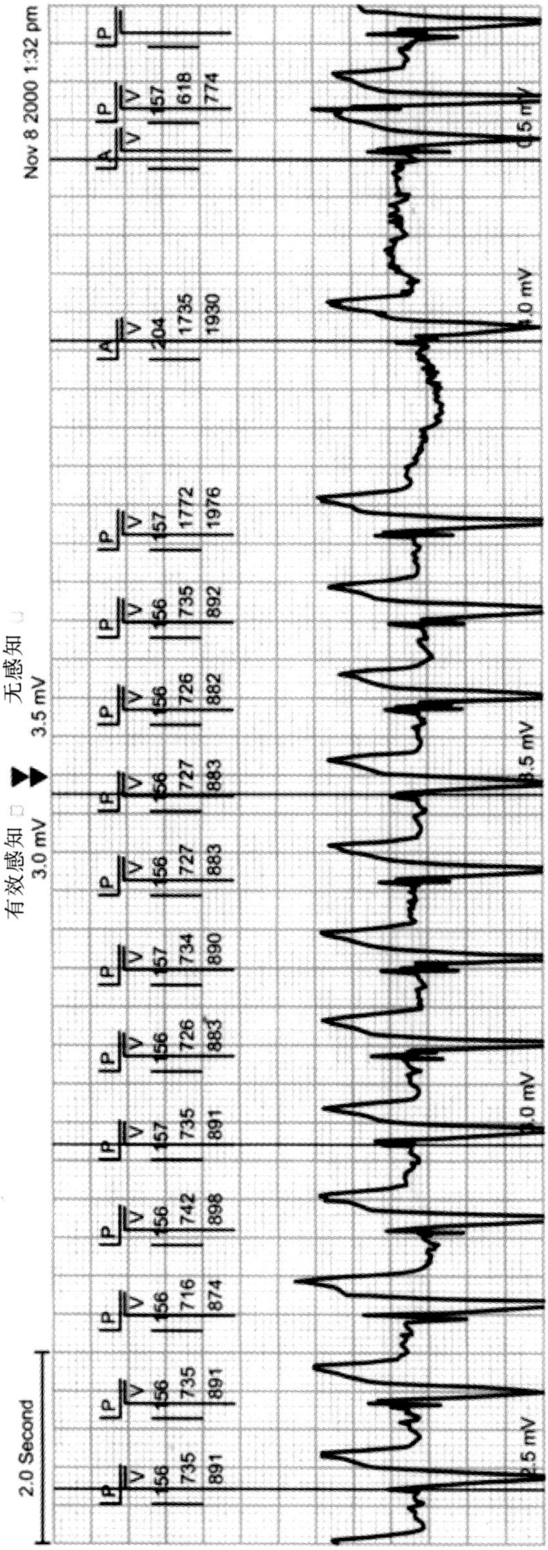

图 14.3 房室阻滞患者心房感知灵敏度的测定 注意 3.5mV 时无心房感知，而 3.0mV 时有心房感知

124

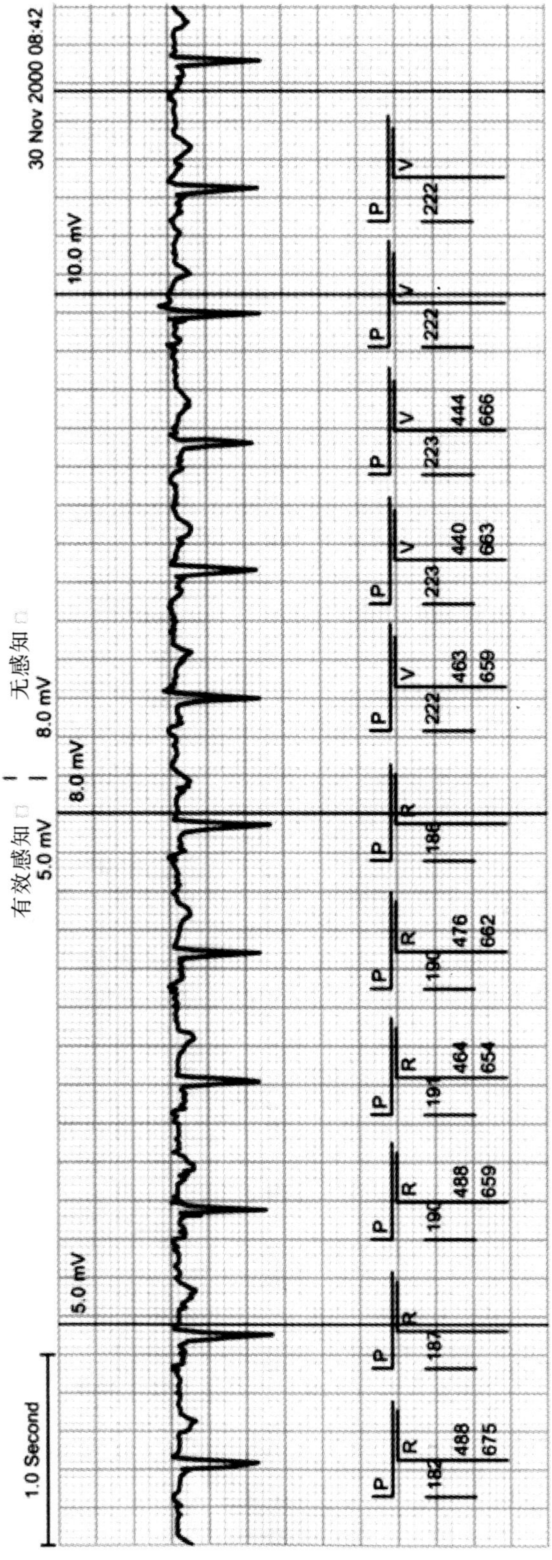

图 14.4 三度房室阻滞植入双腔起搏器患者心室感知灵敏度的测定 8.0mV 时丧失心房感知，5.0mV 时有心房感知

125

表 14.2 起搏器功能的评价

起搏器功能	对以下患者可能有好处	需考虑的事
模式转换	很多高频率心房活动伴快速室率	模式转换时心率过渡可能很突然；如可能则程控模式转换后基础起搏频率
PMT 算法	自主心室率快	该功能很好，即使没出现 PMT 问题，几乎所有患者都适合打开该功能
频率适应性	患者主诉不能做想做的事、或没有变时性反应(活动时窦性心率较高)	同时打开频率适应性 AV/PV 延迟
AF Suppression™ 算法	阵发性心房颤动，如果模式转换打开将有很多模式转换事件	以患者自身心房频率相适应的动态频率超速抑制心房

第七步　心腔内电图存档

心腔内电图(EGM 或 IEGM)的记录来自心腔内的电信号，类似体表心电图。心腔内电图是起搏器记录的实际的心电活动，读心腔内电图就像读心电图一样并不困难，二者有一些细微的区别，例如信号的大小，其能提供的另外用途就是证明起搏器正在进行心内感知。

起搏器能储存大量事件的数据，并用柱状图、趋势图和其他可视图表进行描述。新一代起搏器可以储存完整的心腔内电图，记录空间有限，储存心腔内电图将占用大量的记忆内存。临床医生应该提前决定什么样的心腔内电图最有用，并将有用的信息输入到记忆内存中。

随访期间，临床医生应该下载因触发因素或特殊情况而记录的心腔内电图。触发因素可能是高频率心电活动、房室阻滞或其他心脏活动。心腔内电图可以程控为单通道、双通道或交叉通道。

单通道心腔内电图记录信息仅来自单个心腔，特别是心室。单通道心腔内电图是单腔起搏器的唯一选择，但双腔起搏系统可以设定为单通道心腔内电图。单通道心腔内电图占用的记忆空间相对较少，可以记录相对更多更长的心腔内电图。如果某一心腔的电活动比其他心腔的活动更有意义，或者临床医生想要确保将心腔内电图记录最大化，那么单腔的心腔内电图可能是最好的选择。

双通道心腔内电图提供了完整的双腔起搏系统的工作情况。显而易见，它能提供给临床医生更多的信息。另一方面，双通道心腔内电图包含的众多信息大量占用内存空间。值得注意的是，其存储空间有限。当临床医生在大量心腔内电图中无须预测到触发因素时或不需要大量数据时，双通道心腔内电图是最好的选择(图 14.5)。它提供了最高质量的心腔内电图。

目前世界上最新的心腔内电图记录方法采用交叉通道法。只有双腔起搏器才具备这一功能。交叉通道心腔内电图可以将心房和心室通道记录的数据混合并创建单独的心腔内电图。双通道心内电图，能够将实际情况进行读取。交叉通道心腔内电图的优势在于提供了记录心房和心室数据的同时不需要占用大量的内存。在大量的数据中要同时获得高质量的数据，交叉通道心腔内电图提供了最好的解决方案。

存储的心腔内电图的报告

Sampling Option	Continuous	
No. of Stored EGMs	8	
Maximum Duration	6 s	
Channel	Dual	
Atrial EGM Configuration	Atip-Arnig	
Atrial Dynamic Range	± 3.0	mV
Ventricular EGM Configuration	Vtip-Vring	
Ventricular Dynamic range	±7.5	mV
Sweep Speed	25	mm/s

触发资料

Trigger	AMS Entry
Date/Time	8 Nov 2001

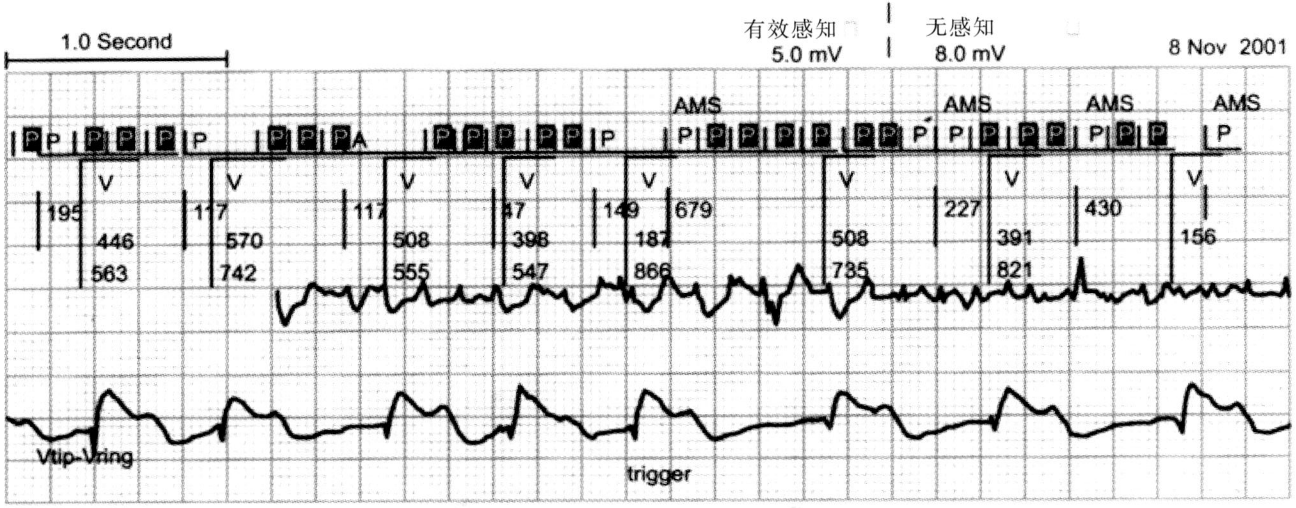

图 14.5 双腔起搏器发生自动模式转换时触发心内电图的记录 上行为心房通道,提示房性心动过速蜕化为心房颤动。下行为心室通道。注意自动模式转换触发了心腔内电图的记录,触发事件前 3 秒的心腔内电图也被记录

随访时,要获取存储的心腔内电图并回顾设定的触发心腔内电图记录的因素。尽管心腔内电图可以提供起搏器如何感知心脏某一时间段活动的情况,但它仅仅
127 是根据程控的方式进行"拍照"。需仔细回顾程控设置的参数。

因而,临床医生在随访时应该考虑如何设置随后 6 个月内 (或更长的随访间期)心腔内电图的存储方式。

第八步 病历档案的建立和保存

良好的临床工作要求精心地做好存档纪录。对于患者在随访期间的所有打印文件均应放入患者的病历内。许多厂家程控仪打印都很容易,有些程控仪甚至可以打印在标准型号的记录纸上,恰好适合病历文件夹大小。患者到达医院时记录的体表心电图、程控的参数和有关的心腔内电图都应该打印,与临床医生的观察与诊疗记录放在一起。

随访的一个目的是调整起搏参数。打印改变前后参数的设置并存档。多数程控仪会对任何调整的参数做出标记。

一些临床医生习惯将目前的程控参数打印两份,一份给患者带回家。如果患者到其他医院就诊或因为别的原因需要看不同医生时(如旅行或有紧急情况),那么打印资料对下次随访医生有很大帮助。对于想保存所有记录资料、或是经常旅行的患者,推荐用这种方法。

随访结束前,应该清除诊断计数和内存记录。起搏器清除内存记录,清零以便重新开始未来 6 个月的记录。

参考文献

1 ACC/AHA/NASPE. *Guideline Update for Implantation of Cardiac Pacemakers and Anti arrhythmia Devices*, 2002.

2 Bernstein AD, Irwin ME, Parsonnet V *et al*. Report of the NASPE Policy Conference on antibradycardia pacemaker follow-up: effectiveness, needs and resources. *PACE* 1994; **17**: 1714–29.

3 Fraser JD, Gillis AM, Irwin ME *et al*. Guidelines for pacemaker follow-up in Canada: a consensus statement of the Canadian Working Group on Cardiac Pacing. *Can I Cardiol* 2000; **16**: 355–76.

4 *Medicare Coverage Issues Manual*. Baltimore: US Dept of Health and Human Services, Health Care Financing Administration, 1990. HCFA publication 6 Thur Rev. 42.

5 Schoenfeld MH, Marokowitz HT. Device follow-up in the age of automaticity. *PACE* 2000; **23**: 803–6.

本章要点

- 系统化随访流程能确保不会遗漏步骤或忽略隐藏的问题。
- 系统化随访有 8 个步骤：
  1 与患者面谈,询问病情
  2 记录体表心电图
  3 下载诊断信息
  4 夺获阈值测试
  5 感知阈值测试
  6 系统化心电图分析
  7 心腔内电图存档
  8 病历档案的建立和保存。
- 正确的记录与保存,是给患者提供关爱的基础。有疑问时,将它记录下来。
- 每次随访时,都要测定电极导线的阻抗;电极阻抗很大或突然改变时表明可能电极导线出现了严重的问题。
- 已经证实,电话监测(TTM)是一种很好的方法。它可以从心脏起搏器获取 128
  基本信息而患者不需要来医院。TTM也有其局限性：不能调整参数设置。对于情况稳定、起搏器工作良好、只是常规检查的患者是很好的替代选择。
- 许多心脏起搏器提供了一键式或自动化随访程序。这些功能很有价值,因为其随访迅速并且不会使你忽略某些步骤。
- 随访结束时,良好的习惯是将起搏器的设置打印出来并给患者一份保存。
- 随访结束后,要清空诊断计数。
- 心脏起搏器指导手册要求双腔起搏器患者每 6 个月随访一次,单腔起搏器每年随访一次(植入后 6 个月随访两次,以后每年一次)。

(王硕　朱晓明　译)

15

第15章

故障及诊断

129 起搏器能够提供的诊断信息是一个很宽泛的概念，其包括通过程控仪获得的各种报告(如直方图、计数图和柱状图等)。几十年来，起搏器已经能够收集关于其如何工作的资料，存储在存储器内，以特殊的报告形式提供给临床医生。近年来，这些诊断数据变得直接并易于使用。一些起搏器的诊断资料在程控的第一步就可获得（没有特殊的下载步骤），通过容易阅读的方式报告出来。一些诊断资料甚至允许临床医生选择自己偏爱的报告格式。

常规随访时，从起搏器下载基本的诊断资料十分重要，甚至没有特殊问题可怀疑时也是如此。这些诊断报告的一个益处是可以在问题严重之前提早发现隐藏的问题(如果患者无症状或在心电图没有显示出来)。大多数起搏器专家能够在患者意识到问题之前，发现电极移位或装置功能不佳的迹象。

为一个没有特殊主诉的患者常规复查时，下面几个问题需要重点强调：

- 诊断资料有可疑发现吗？例如，有较多的模式转换、室性早搏出现吗？
- 起搏比例大于所预测的吗？
- 涉及什么样的起搏状态？如AR起搏意味着房室结传导性完好。PV起搏提示存在着自身心房活动。起搏状态与患者的心律失常一致吗？
- 有看起来不适当的频率变异性吗？(如患者安静状态下有大量高频率起搏)。
- 如果起搏器为频率适应性，有适当数量的传感器驱动节律吗？传感器驱动的频率是否高得不恰当或不够高。
- 有提示阈值改变、存在房性心律失常的趋势吗？

当复习诊断信息时，将其下载并打印，一旦安全地打印，即可清除以前的诊断资料，使以前的计数全部归零。有时，实际随访过程中收集的诊断计数资料很有用。在患者离开门诊之前，再次清除诊断资料，使下次随访时，能获得最新的数据。

诊断计数图对获得患者情况与起搏器工作状态方面十分有价值，而当试图跟踪一个特殊问题时，诊断资料更具有价值。

现代起搏器赋予了如此多的可程控的特征，其可满足不同患者的要求而进行个体化治疗。然而，每个患者都是独一无二的，这意味着不可能像“检测系统指南”一样详细解释所有问题。故障检测不仅仅是起搏器患者管理的某一方面，它还包括检测、鉴别诊断以及对程控仪选项的透彻熟悉，本章将阐述随访中最常见的问题。

间歇性或永久性失夺获 130

夺获是起搏器最重要的功能之一，所

以，出现失夺获或者全部失夺获时，患者就失去了起搏器所有的治疗益处。失夺获可能是间歇性或永久性，可明显导致起搏器患者出现严重的问题。

许多原因可引起失夺获，在检测非夺获原因时，临床医生应依据下表，排除各种可能存在的问题（表 15.1）。

- 不适当的输出设置　在这种情况下要确认夺获阈值，程控合适的起搏安全范围。
- 阈值升高　其可随时间的推移而自然发生，或是疾病进展、药物的应用或其他原因。

表 15·1 非夺获原因的诊断指南

问　题	如果是……	那么……
起搏器植入年限	新的	电极可能移位
	老的	电池可能耗竭
是否服用药物	新的药物	阈值可能已经改变
	多种药物	阈值可能升高
电极导线阻抗值	改变较大（≥200Ω）	可能有电极导线或连接问题
	阻抗非常高	电极导线可能断裂或与起搏器连接问题
	阻抗非常低	绝缘层可能破损或断裂

- 电极导线问题　包括脱位（急性期）或电极导线受损。应仔细检测阻抗值，必要时进行胸部 X 线的检查。
- 电池耗竭　检查电池状态，通常在程控仪屏幕上显示。老的起搏器可能需要特殊的测试方法，经常依赖磁铁。如果电池正在耗竭状态，应安排择期更换手术。在此期间，调整起搏器输出值可能延长电池寿命（在提供可靠起搏治疗的前提下）。
- 元件失灵　虽然极为罕见，但的确可能发生。在失夺获其他的原因都排除后，才应进行这项检查。针对元件失灵的检测最好依靠制造商的技术服务部门。多数制造商都开通了 24 小时服务热线。当面临不常见的情况发生时，技术服务部门是最好的资源。

感知问题

感知问题可能是起搏器医生遇到的最简单也是最常见的问题。感知障碍包括两种类型，感知过度和感知不良。感知过度意味着起搏器感知不应该感知的信号，感知过度能导致不起搏；另一方面，感知不良意味着起搏器未感知到本应感知到的心电信号，感知不良能导致不适当的起搏（表 15.2）。

感知问题经起搏心电图分析后可作判断。感知问题可能间歇或相对恒定地出现。对双腔起搏器患者而言，可能只有一个心腔出现感知问题，而另一个心腔的感知正常。虽然严重的感知问题可使患者产生症状，多数短暂的感知问题一般不引起患者的症状。

感知不良

双腔起搏器的感知不良经常被偶发或触发的室早揭示。起搏器将室早定义为中间没有心房事件的两个连续心室事件。

131 **表 15-2 感知障碍的诊断指南**

问　题	诊断方法	解决方法
感知过度和不良	感知阈值测试 心腔内电图和体表心电图	重新设置感知灵敏度
失夺获	起搏阈值测试 心腔内电图和体表心电图	程控起搏脉冲的电压和脉宽
备用起搏模式	心腔内电图和体表心电图 程控仪提示	程控恢复正常的工作模式
交叉感知	心腔内电图和体表心电图 感知过度	延长心室空白期；降低心室感知灵敏度，降低心房输出值
频率变异性	检查程控的参数，心腔内电图和体表心电图， 频率直方图	程控感知灵敏度(可能感知过度)

对大多数患者来说偶发室早是正常的，但某些患者可能对此极为敏感。对拥有自主心房律的双腔起搏器患者而言，较多的室早可能提示不是所有的心房活动都被正确感知和计数，这意味着心房感知不良。

感知不良的原因包括：

- 不恰当的感知参数的设置
- 电极导线移位(急性期)
- 连接器问题(更可能是在急性期)
- 电极导线受损（绝缘层破裂或电极导线断裂）
- 元件失灵

感知不良常通过将起搏器灵敏度程控到一个较低的数值（提高感知灵敏度）而获得解决。如果一个过低的感知灵敏度值是解决感知不良的最佳方法，要警惕代偿性感知过度。事实上，对感知灵敏度设置的过度是感知过度和不良的主要原因。然而，没有普遍的公式能够为每位患者得出一个正确的灵敏度设置，而且，对同一患者而言，灵敏度值经常随时间改变而需要调整，所以最好的策略是每次随访时均要检测感知灵敏度值。

感知过度

感知过度常以长间歇或漏搏的形式在心电图(ECG)或心腔内电图(EGM)表现出来，起搏脉冲数量比应该发放的数量少。起搏器的标记通道可以证实感知过度，其表现为起搏器识别了感知事件，但在 EGM 没有记录。

诊断计数图通过低于预期起搏的百分比或者心脏频率低于设定的基本频率(或滞后频率)来证实发生了感知过度。感知过度意味着起搏器应该发放的起搏脉冲被抑制，受抑制的起搏节律被患者的逸搏心律来替代。因逸搏心律可显著低于程控的基本起搏频率，诊断性资料可能揭示低于心脏基本频率的时间段，其是重要的感知过度的诊断线索。患者可能无症状，特别是短暂或间歇性感知过度者。

感知过度的主要原因如下：

- 程控值的不恰当　当感知灵敏度值设置太低而感知过于灵敏时，可发生感知到并不存在的心电信号。增加该值可降低灵敏度。感知灵敏度应随着时间而进行调整，所以应在每次随访时进行检查。当改变灵敏度数值时，警惕不要发生过度感知，即起搏器过于敏感将会导致感知过度。

- 交叉感知　当心室电极导线将心房输出脉冲误认为自身的心室事件时，将发生交叉感知。交叉感知并不是在所有的患者都出现，在一定程度上依赖于患者的解剖学、电极导线的位置和心房输出
132 脉冲设置的能量等。起搏器可通过特殊参数的再设置减少交叉感知，甚至较老的起搏器也能通过延长心室不应期减少交叉感知。
- 肌电干扰　即肌肉噪音被起搏器不恰当解释为自身的心电活动，相对单极电极导线而言，双极电极导线较少发生肌电位的感知，更换出现故障的电极导线是解决肌电干扰的主要方法。其主要减少肌电滤过的敏感性而对心脏信号能够正常感知。多数临床医生倾向于安装双极导线系统就是为了避免这些问题。
- 电磁干扰(EMI)　地球充满了电磁信号，其中一些可能影响起搏器。当患者持续受到EMI的影响时，诊断资料中可显示感知过度的信息(或在存储的心电图)，但在随访中，实时采集的心电图很少会显露。
- 极化电位干扰　这是心脏内或心脏周围的局部心电信号或噪音。极化电位不能通过程控被降低或避免；发生时，必须通过降低感知灵敏度或延长空白期而“覆盖”极化电位出现的时间。
- 电极导线移位（急性期）　电极导线问题有时表现为感知问题，其可能出现在植入后的即刻。一旦起搏器显示原来稳定的感知功能突然发生感知过度时，则可能是电极导线移位所致。

备用起搏模式的干扰

大多数起搏器具有备用起搏模式的选项，某些情况时(如进入EMI区域)其可以自动打开。起搏器患者随访时，可能看到备用起搏模式，其典型表现为非同步起搏。因为对大多数患者，非同步起搏时可感到不舒服，可能伴有症状。实际上经常可以通过简单的程控关闭起搏器的此项功能而解决这一问题，必要时咨询制造商。

只在“极端环境下”，如长时间暴露于EMI或其他问题，甚至在元件失灵时，起搏器才会进入备用起搏模式。因此，重要的不仅仅是恢复正常的起搏模式，而且要判断引发起搏器转变为备用模式的原因。如果患者能够察觉这些不常见的事件或起搏器模式的转变，这可以提供起搏器为何出现备用模式转换的线索。最常见的原因之一是电磁干扰。

一个因EMI而变为备用起搏模式工作的患者，需要关于EMI本质，EMI来源的基本信息，以及处理环境中电磁场的策略。不可能肯定地说某器械是或不是EMI的来源(一些钻床是影响起搏器EMI的来源，而另外一些可能不是)。另外，当患者在大的超市购物时(防盗检测系统)，可能会使起搏器暴露于“隐藏的”EMI。当人们旅游时(飞机安检系统)，或进入公共大楼时(金属探测器)，都会使起搏器暴露于EMI。

因EMI引起的备用起搏模式的转换能够成为部分患者常期存在的问题，这值得与起搏器制造商进行讨论。一位该领域的工程师可以与患者生活在同一环境中，帮助评估EMI的来源。

起搏频率的变化

起搏器频率的变化可能受到医患双方的共同关注。在非常高级及程控良好的起搏器，有多种因素能够影响起搏频率，如滞后频率、传感器驱动频率、心室最大跟踪频率、最大传感器频率和静息心率。越高级的起搏器，你就有更少的机会看到以一种固定频率起搏的心电图。健康人的心脏在一天的
133 不同时间以不同的心率跳动，起搏器也模拟了这种生理行为。尽管如此，起搏频率的改变可能是患者出现症状并引起关注的原因。

粗略估计，起搏器的诊断资料可以提供适用于患者生活方式的最佳心率。一个卧床不起或与轮椅为伴患者的心率应低于活跃的儿童患者。较宽的频率范围只适用于体力活动较多的患者，较高的心率并不适合所有患者。

另一方面，当今绝大多数的起搏器有很多参数能影响频率。当检测的频率变化时，需要考虑这些可程控的特征和参数以及它们如何影响心律。

- 运动时，频率适应性起搏能增加心率
- 具有 AF Suppression™ 功能的起搏器将以稍高于自身频率的起搏率超速起搏心房并允许心室跟踪
- 静息或睡眠时，静息心率可降到程控的静息心率水平
- 滞后功能允许自身心律出现，该值比基本频率轻度降低(检查程控的滞后功能)
- 一些特定频率时，可能形成起搏率的峰值：最大跟踪频率或者最大感知频率比起搏系统的极限设置更高。

但有时起搏的频率变化并不能归结于程控的参数，部分患者甚至由以下原因引起：

- 程控的参数不适合患者(传感器控制的频率适应性的斜率过大，最大跟踪频率过低，滞后频率过低，基础起搏频率过高等)
- 备用起搏模式启用并强制性固定频率起搏
- 起搏器电池耗竭导致强制性固定频率起搏
- 感知过度(低于基础起搏频率使心率降低)
- 元件失灵(罕见)

早期，临床中可能见到起搏器以恒定的高频率起搏的例子。这种情况称为“起搏器奔放”。近 20 年，由于启用特殊电路，这种情况已经不存在了。

检查起搏频率变化的原因时，第一步要检查影响起搏频率的参数是否对患者适合。检查频率适应性(传感器设置及最大感知频率)，滞后频率、最大跟踪频率及基本起搏频率。因为起搏器患者可能在其他临床医生那就诊而重新程控，甚至不能保证患者的起搏器被程控回上次随访时的参数设置。许多起搏频率问题可通过将参数程控到更适合的数值而解决。

高级设置

起搏器的一些新功能可导致临床出现一些共性的问题，例如，高频率的自身心房活动将遇到模式转换问题，如果患者具有规则的快速心房率并有快速的心室反应，模式转换将关闭心房感知器，使心室不对心房快速电活动做出反应。

房颤曾经是双腔起搏器植入的禁忌证，现在出现了 AF Suppression™ 算法和其他超速起搏算法。对饱受房颤困扰的患者而言，这些算法允许起搏器超速驱动心房。

起搏器介导的心动过速(PMT)可以触发心腔内电图的自动存储，并为临床医生提供 PMT 事件的计数。

自动阈值夺获起搏系统不仅能存储间歇性失夺获，而且其通过去除常规的 2:1

起搏安全度，而减少起搏器的能量需求。

如有可能，推荐临床医生充分利用这些复杂的功能的优势，其中大多数功能仅需要通过一或两个直观步骤完成程控。这些功能被开发后可以简化起搏治疗。当老的起搏器需要更换时，植入新型的起搏器将能解决更多问题。

参考文献

134 1 Ellenbogen KA. *Cardiac Pacing*,2nd edn.Cambridge: Blackwell,1996.

2 Geppert A, Rauscha F. Pacemaker dysfunction in clinical practice. *Wien Klin Wochenschr* 2001; **113**:15–26.

3 Hayes DL, Vliestra RE. Pacemaker malfunction. *Ann Intern Med* 1993;**119**:828–35.

4 Okreglicki A, Akiyama T, Ocampo C *et al*. Polarization potentials causing pacemaker oversensing. *Jpn Circ J* 1998; **62**:868–70

5 Paraskevaidis S, Mochlas S, Hadjimiltadis S *et al*. Intermittent P- wave sensing in a patient with a DDD pacemaker. *PACE* 1999;**22** (4 Part 1): 689–90.

本章要点

- 间歇性或永久性失夺获的主要原因是不适当的输出设置，起搏阈值升高，电极导线的问题或电池耗竭。
- 感知过度意味着起搏不良（当起搏器应该起搏时不起搏）；与之相同，感知不良意味着过度起搏（没有必要或不适当的起搏）。
- 感知不良的主要原因是程控或电极导线的问题。急性期的感知不良可能是电极导线移位或连接器的问题所致。
- 感知灵敏度的设置影响着起搏器的感知。数值越低，灵敏度越高。因此，如果发生起搏器感知不良时，很可能是灵敏度太高了。
- 感知过度的主要原因是不适当的程控或各种干扰，包括交叉感知，肌电，EMI 和极化电位。电极移位可能出现在急性期。
- 当心室电极不适当感知到心房信号并诊断为自身的心室活动时，则将出现交叉感知。
- 有多种 EMI 可能导致起搏器出现问题，甚至导致起搏器进入备用起搏模式。患者可能需要关于 EMI 的来源及如何避免 EMI 的培训。
- 备用起搏模式的出现可源于几种原因，重要的是起搏器为什么进入备用起搏模式。多数起搏器可通过一些简单的步骤快速程控回正常模式。
- 现在起搏器元件失灵的情况极为罕见，如果发生，可表现为夺获或感知问题。
- 起搏频率的变化性最可能源于不恰当的程控参数，许多参数可影响起搏频率，但需进行检查。
- 制造商的技术服务部门能为检测有难度或少见的病例提供帮助。当常规策略不能奏效时，应该咨询技术服务部门。

（赵运涛 译）

16 第16章

起搏器现代功能

135 心脏起搏器一直处于不断创新发展中，为满足植入起搏器患者的需要而研发的那些复杂的特殊功能，就是发明和创造。起搏器的特殊功能在大多数现代产品中都具有，适合多数(也许不是大多数)起搏器患者的需求。高级功能是指那些既不是目前市场上所有产品都具有，也不是适合所有起搏器患者的一些起搏器功能。

是否使用这些特殊功能或高级功能需根据患者的需要、患者自身心律及其他临床情况做出判断。随访时下载的诊断资料为我们提供了解这些特殊功能的机会。

自动阈值夺获系统

起搏夺获是所有起搏系统的基础，但能够稳定夺获心脏所需的最小能量(起搏阈值)在每天的不同时间以及随着起搏器植入时间的不同将有所变化。目前已公认在植入起搏器时以及植入数周后，起搏阈值经历着从急性到慢性阈值的转变。起搏电极与植入的心肌界面产生炎性反应，导致起搏阈值的升高。几周后，夺获阈值恢复正常并基本保持稳定。遗憾的是，许多患者的起搏阈值可因不同的临床情况而发生变化，例如电解质失衡、酸碱平衡紊乱、药物治疗及心力衰竭等。此外每天的日常活动，如体育锻炼、吃饭甚至睡觉都能影响起搏阈值，由于阈值的变化常不可预测，所以对患者的安全是一个潜在的威胁。为确保起搏器发放的每一次起搏脉冲都能夺获心脏，大多数医师将起搏脉冲值程控在较高的安全范围，以确保每次都以比阈值高得多的起搏脉冲有效夺获心脏。尽管可观的安全范围可确保有效的夺获，但这样做的后果无疑将浪费电量，引起电池的较早耗竭。

自动阈值夺获起搏系统的设计宗旨是不需要将起搏脉冲的安全范围程控得很大，却能确保每一次起搏脉冲都能夺获心脏。为实现该目标，自动阈值夺获功能的算法能逐跳评估夺获情况并根据阈值的变化相应调整起搏输出值。起搏器逐跳确认起搏脉冲是否夺获心脏，如果脉冲未能夺获心脏，则及时发放备用脉冲以确保心脏合适的起搏频率。自动阈值夺获蕴含的理论是以逐跳评估夺获与否，降低起搏器所耗用的能量，尤其对植入起搏器较长时间的患者。也正是该原因，它比常规方法(采用更高的起搏安全度)更安全(图16.1)。

自动阈值夺获的算法依赖于起搏器对起搏除极波(ER)及极化电位的判断。其理论依据是足够能量的起搏脉冲可引起心脏除极，ER值是起搏脉冲引起心脏除极波的幅度；极化电位(有时称为“极化”)是起搏脉冲不管是否夺获心脏都产生的

136

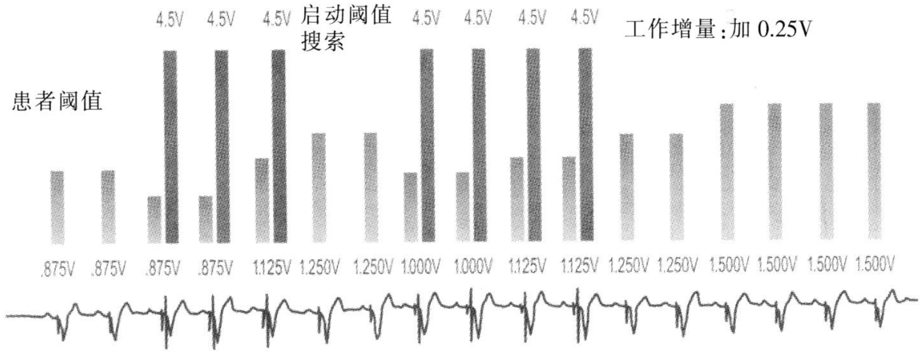

图 16.1　自动阈值夺获功能测试调整过程　自动阈值夺获系统有逐跳确认夺获的功能。起搏输出将在阈值的基础上增加 0.25V。图中浅灰色的柱表示夺获。失夺获时,将发放一个 4.5V 的备用安全脉冲(深灰色的柱),随后上调起搏输出值

电现象。换言之,起搏脉冲后都存在着极化电位。对 ER 电位与极化电位的鉴别是自动阈值夺获系统鉴别起搏器脉冲信号是否有效夺获心脏的基础。确认夺获后,起搏器不改变起搏脉冲的电压。如果未确认夺获,则发放一个 4.5V 的备用脉冲(图 16.2、图 16.3),并启动阈值进一步搜索,一旦确认夺获阈值后则自动调整起搏脉冲的电压值,起搏器将设置比起搏阈值高 0.25V 的水平工作。

虽然上述阈值夺获测试系统为自动化过程,但为了使其更好地工作,在植入及定期随访时仍需要进行一些特殊的测试,需要时测量 ER 及极化电位的振幅。测试由医师利用程控仪启动,并等待测试自行完成。测试期间,为了强行心室起搏,AV 与 PV 间期会自动临时程控为 50ms 与 25ms,心室起搏过程中,系统测量 ER 及极化电位的振幅。测试期间,程控仪将建议医师需要程控一个 ER 的感知灵敏度值,与此同时程控仪会自动建议一个合适值,医师既可以接受这个值,也可以程控一个新的 ER 感知灵敏度值。当 ER 与极化电位测量结束后,测试同时完成。

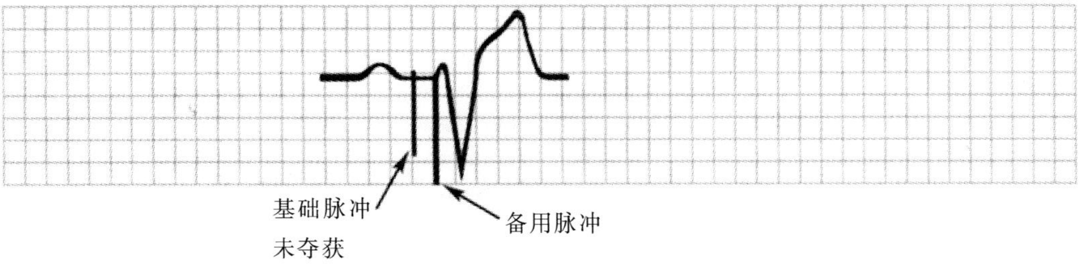

图 16.2　通过电极远端逐跳识别有无 ER 值来确认夺获　脉冲后如未检测到 ER,将发放一个振幅为 4.5V、脉宽为 0.5ms 的备用安全脉冲

137

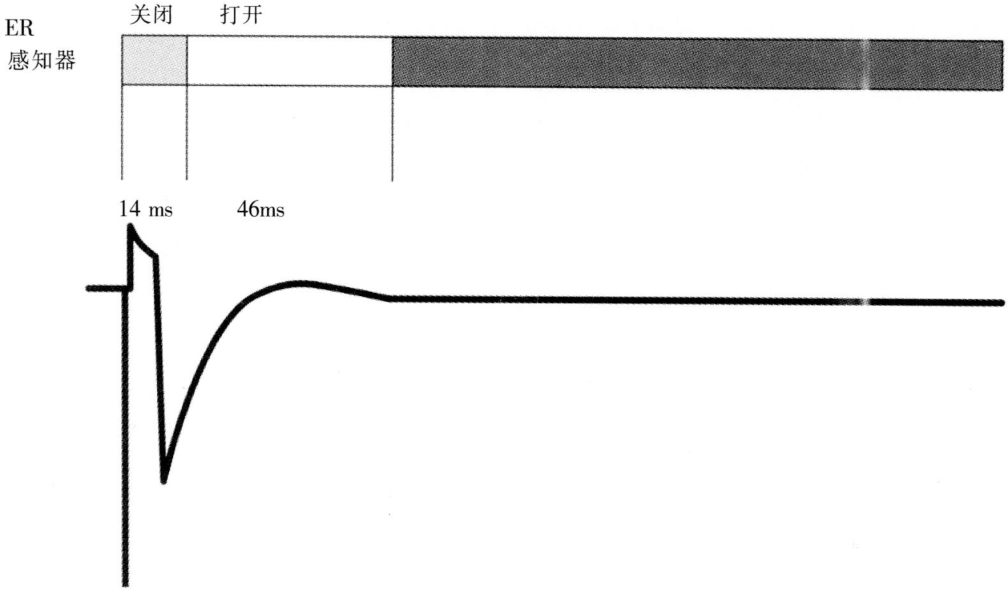

图 16.3 ER 感知器的计时周期 心室起搏脉冲发放后 14ms 内感知器关闭，此后，感知器开始感知起搏的 QRS 波群

然后，临床医生应进行自动阈值夺获系统的起搏阈值测试，这是另一个仅需要简单程控即开始并能自动完成的测试。测试时，为了强行心室起搏，AV 与 PV 间期临时被自动程控为 50ms 与 25ms，然后输出电压以 0.25V 为步长逐渐递减，直至失夺获（为保证患者的安全，任何失夺获后都有 4.5V 的备用脉冲发放）。相同振幅的电压引起两次失夺获时，该系统认为其为阈下电压。从该阈下电压开始，输出电压以步长 0.125V 递增，直至夺获恢复。恢复夺获的起搏输出值称为阈值。为确保夺获，起搏器会自动将输出电压值调整到比阈值高 0.25V 的水平。这个增量（被称为“工作增量”，working margin）仅仅比阈值高一点，不应该被认为是“安全增量”（Safty margin）。事实上，如果在该系统中硬要找到与起搏安全范围类似者，那就应该是 4.5V 的备用脉冲。

自动阈值夺获系统与有相似功能的其他起搏器相比，其优势在于逐跳确认是否夺获，其他起搏器确认是否夺获的频度远不如自动阈值夺获系统，有时几小时才确认一次是否夺获。

失夺获时，起搏器将发放备用脉冲并开始阈值恢复及搜索，阈值恢复及搜索是一项自动功能，该功能可调整输出脉冲的振幅直到确认夺获阈值（图 16.4、图16.5）。

失夺获时，AV/PV 间期会在下一跳延长 100ms，这被称为“融合波识别算法”（或 FAA），AV/PV 间期延长是为减少由融合波引起的阈值搜索。当起搏输出与自身心律遇到一起时将发生融合，心电图表现为一次大的、强有力的起搏脉冲引起的心搏，这个事件可促使自动阈值夺获系统开始搜索新的阈值。通过在备用安全脉冲之后延长 AV 与 PV 间期，经常可以避免由此引发的阈值搜索（图 16.6）。

138

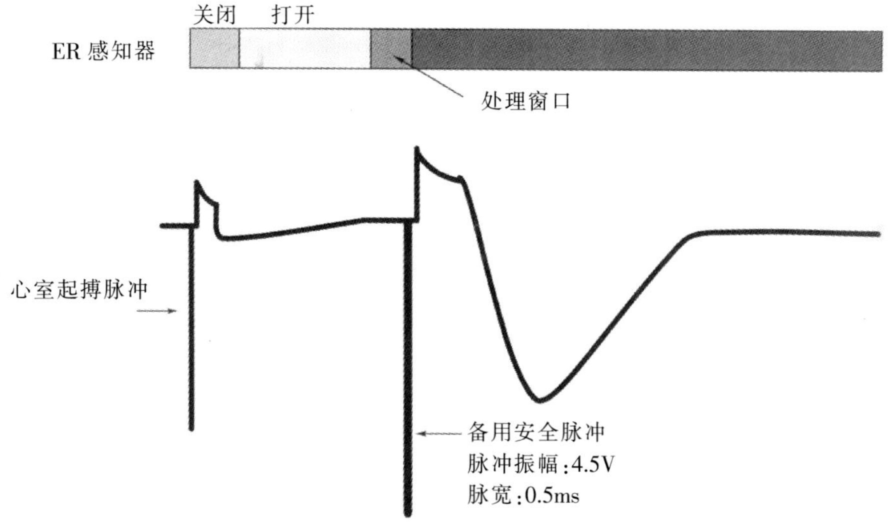

图 16.4 备用脉冲的发放 当 ER 感知器确认失夺获时,自动阈值夺获系统将发放一次备用安全脉冲

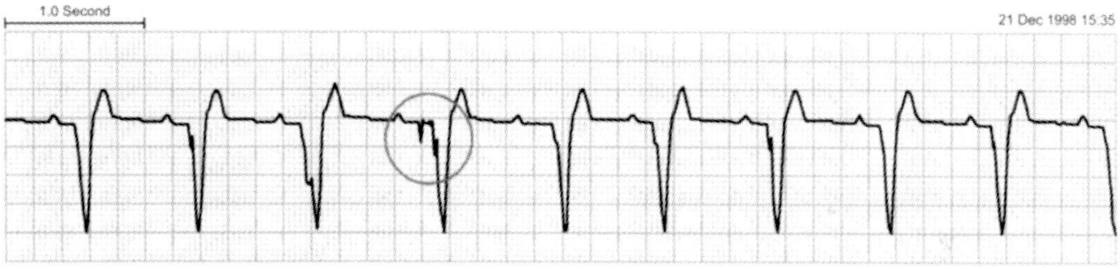

图 16.5 备用安全脉冲发放的心电图 心电图显示,当心室起搏脉冲未能夺获时,其后立即发放备用安全脉冲

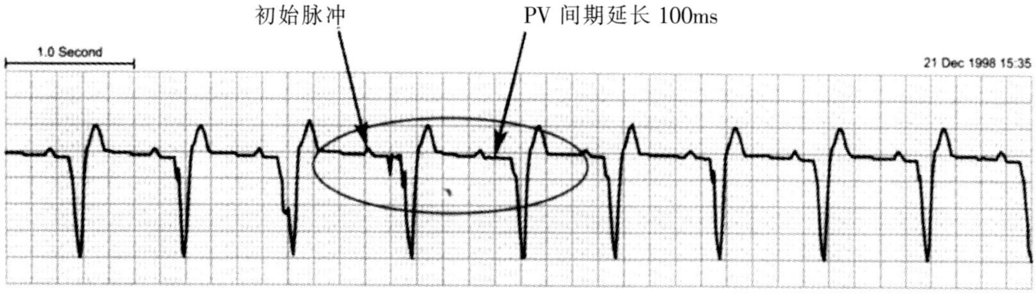

图 16.6 减少融合波引起的阈值搜索 备用安全脉冲的发放将触发下一个 PV 间期自动延长 100ms,这有助于防止下一个心室脉冲引起的心室除极与自身的心室活动形成的融合波启动阈值搜索

通过逐跳监测夺获及根据阈值变化相应地调整起搏电压，有自动阈值夺获功能的起搏输出比常规以起搏安全范围程控的起搏输出值明显降低。事实上，对于自动阈值夺获起搏器来说，起搏器的使用寿命常达到或超过10年，这将使起搏器的体积从根本上得到减小。

最早具有自动阈值夺获功能起搏器的备用脉冲只能经单极电极导线发放，但现在可以按照医师的选择，4.5V的备用脉冲既可以被单极也可以被双极起搏电极导线发放。

目前普遍认为起搏阈值会随时间而变化，但患者的起搏阈值在何时及如何变化还不清楚，这给起搏输出的程控提出了挑战。虽然普遍接受失夺获的发生率为1%~5%，但要说出某患者在何时发生失夺获却很困难。正是由于这一原因，临床医生已接受应用自动阈值夺获功能，尽量降低起搏脉冲的输出电压，以确保不浪费电能。利用具有自动阈值夺获功能的诊断资
139 料，可以回顾起搏阈值的真实变化频度，现代起搏器在自动阈值夺获系统中还能储存不同测试点以及调整输出时测定的阈值，这些信息对评估患者病情及指导以后的程控均有意义。

自动阈值夺获的关键在于逐跳监测起搏脉冲是否夺获，并相应调整起搏输出值以确保在最小输出的情况下获得最大的起搏安全度。换句话说，起搏器仅发放必需能量的输出脉冲以维持每一搏的夺获。起搏器在没有牺牲其最重要的功能—起搏夺获的前提下，能更有效地利用能量。

患者可从自动阈值夺获功能中获益。

- 逐跳确认夺获，如果失夺获则发放备用脉冲以确保夺获。
- 可以应对起搏阈值的变化，即使发生了较大的波动。
- 由于长期耗用的能量较低，可以明显节省电池的耗电量，进而延长起搏器的使用寿命。

AF 抑制算法

心房颤动（房颤）是最常见的心律失常之一，其发病率随着年龄的增长而增加。在起搏器应用临床的早期，一般不给房颤患者植入双腔起搏器，而且房颤的理想起搏治疗方法是什么，始终是一个令人困扰的难题。有自动模式转换功能的起搏器可在患者发生快速房性心律失常时关闭心房通道，但这仅仅是如何应对正在发生的心律失常，并未积极治疗心律失常本身。

长期的房性心动过速或心房颤动使患者的双腔起搏器无奈被降级为功能性的单腔起搏器。有证据表明随着时间的推移，房颤恶化并且与脑卒中风险的增加有关。“房颤连缀房颤”描绘了房颤这个恶性循环如何能“经久不衰”。患者房室同步性保持得越好，发生心律失常的可能性就越小。

房颤抑制算法（AF Suppression™）旨在预防房颤的发作。其通过比自身心房率稍高的频率超速起搏心房，这一点已得到电生理专家的长期关注。通过起搏夺获并控制心房进而预防自身的房性心律失常，如果自身心房活动变快之前就启动超速驱动，那么患者就会发生心房超速起搏，起搏的频率虽然快但可控制。心房超速起搏的益处在于其可预防房颤的发生，也就是超速驱动算法尽可能抑制房颤的发作。

超速起搏的频率可以控制心房率及主导节律，通过减少早搏、长短周期现象及不应期离散等发挥作用。以稍高于自身

心房率但规律的超速起搏心房可以使快速房性心律失常不蜕变为房颤。

早期的超速起搏算法仅以固定的高频率起搏心房，这种算法存在一个严重的问题：由于需要超速起搏心房，起搏频率往往相当快，如此高频率的起搏常使患者感到不适。

ADOPT-A 临床研究结果证实：房颤抑制算法在临床有效。其工作原理除了超速起搏心房的频率是动态调整和基于患者自身心律之外，其他方面都类似心房超速起搏算法。通过监测患者的自身心房率，然后在原有起搏频率的基础上调整起搏频率。这个算法使心房处于高比例的起搏状态。事实上，已有研究显示房颤抑制算法基本能保持 90%的心房起搏。

动态心房超速起搏的优势在于其适合患者自身的心率，活动时超速起搏的频率高于休息时的超速起搏频率。所有病例中，超速起搏频率都可超速起搏心房（图 16.7）。

房颤抑制算法的工作原理是：起搏器连续观察 16 个周期，当有 2 个自身房波出现时，房颤抑制算法自动将心房起搏频率在原起搏频率的基础上增加 5~10 次/分（增加的心率决定于当时的起搏频率），并

140

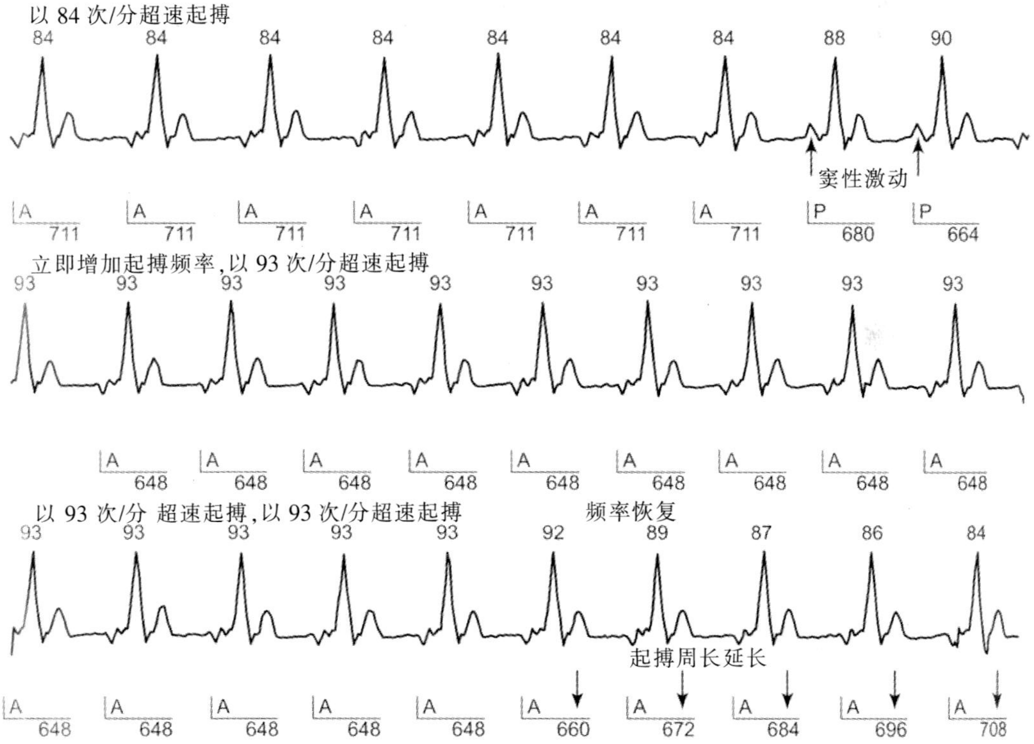

图 16.7 AF 抑制算法的图示 本图初始显示起搏器以 84 次/分的频率超速起搏，然后被更快的自身窦性活动所打破（箭头指示），促使起搏器立即升高心房起搏频率，以 93 次/分的频率超速起搏心房。以此频率连续起搏到设定值时，起搏器开始逐跳延长起搏周期，降低起搏频率。这些变化都是自动进行，并基于患者当时的主导频率（可能是起搏、传感器频率或自身频率）

以该频率连续起搏一定的周期数。在结束连续超速起搏之前，若再发现2个自身P波，则心房起搏频率再次自动增加。

一旦起搏器持续以一个数值超速起搏的周期数达到程控的超速起搏周期数值时，心房起搏频率开始降低，即起搏周期逐渐延长直至达到合适的起搏频率(基础频率、休息频率或传感器驱动频率)。

这一算法也能避免过长的高频心房起搏，如果没有自身的心房事件(超过当时的起搏频率)出现时则不激活超速起搏，另外，如果是传感器驱动的较高起搏频率，同样不会激活超速起搏。

房颤抑制算法对发生过房颤或以后可能发生房颤的患者是个重要的功能。由于不少患者属于这个范畴，房颤抑制算法对其有益。然而，有些患者并不适合使用该算法。

- 房颤抑制算法的设计初衷是为抑制阵发房颤及持续性房颤的发作，并未针对慢性房颤。
- 即使原来没有任何失兆，患者也可能突然发展为房颤。房颤的发生率随着年龄的增长及疾病的进展而增加，因此，即使许多起搏器患者目前未发生过房颤，也许将来会发展为房颤。房颤抑制算法为患者提供了保险。
- 房颤抑制算法对完全性房室阻滞、房室结消融或心房静止的患者没用。

141 随访时，通过查看房颤抑制算法的柱状图来评估该算法的有效性。该柱状图显示被房颤抑制算法起搏的房率分布、心房起搏事件的百分比以及自动模式转换所占的时间比。

控制房颤对起搏器患者十分重要。

- 房颤可干扰房室同步，并引起患者发生不适甚至乏力的症状。
- “房颤连缀房颤”意味着一旦房颤发生，其往往会持续并越来越重。房颤抑制算法可以打破这一恶性循环。
- 房颤通常采用药物治疗，若房颤抑制算法有效时，可能会将患者从使用多种药物的治疗中解脱出来。
- 不像心脏药物那样，房颤抑制算法不受患者依从性的干扰。当打开该功能时，它不需要患者具有良好的依从性，而是根据患者自身心房波的监测情况可随时启动超速起搏。患者甚至可能都察觉不到。
- ADOPT-A研究结果显示，房颤抑制算法对患者无副作用。
- 房颤抑制算法可能减少某些患者需要的有痛性心脏电复律的次数。

频率适应性PVARP/VREF

许多情况可影响双腔起搏器的起搏频率。如：自身活动、传感器驱动、休息频率及其他算法。起搏频率可影响双腔起搏器的所有计时间期，包括PVARP及VREF。频率适应性PVARP/VREF功能可以随频率的变化自动延长或缩短不应期。如果没有这个功能，大多数临床医生只能将最大跟踪频率(MTR)程控得相对低一些，而当心房频率超过MTR时，起搏器将不能1:1起搏心室。这样PVARP及VREF的长短将会限制在一个很小的范围内。但那些可能受益于偶尔发生的较高MTR的患者将怎样呢？这些患者可能喜欢运动或生活很活跃，但由于受到PVARP及VREF的限制，MTR不可能超过某数值。

频率适应性PVARP/VREF可以被程控为高、中、低或关。每个程控选项都对应一个算法。不同选项意味着相同心房率的变化可引起不同程度的 PVARP/VREF 缩短。例如,当程控为“中”挡时,患者的心房率比 90 次/分每高 1 次/分,PVARP/VERP 将缩短 2ms,例如,患者的心房率为 95 次/分,则 PVARP 值将降低 10(5×2)ms,如果原来 PVARP 的程控值为 275ms, 则现在新的 PVARP 值将是 265(275-10)ms。当程控为“低”挡时,患者的心房率比 90 次/分每高 1 次/分,PVARP/VERP 将缩短 1ms;当程控为“高”挡时,患者的心房率比 90 次/分每高 1 次/分,PVARP/VERP 将缩短 3ms(表 16.1)。

表 16.1 频率适应性 PVARP/VREF 设置

设置	缩短的步长
关(Off)	0
低(Low)	1 ms /次
中(Medium)	2 ms /次
高(High)	3 ms /次

该算法在改变不应期时, 将设法在 PVARP 和 VREF 之间维持一个 25ms 的延伸空间。如果 PVARP 的设置比 VREF 长 25ms 以上时,那么 PVARP 会缩短,直到只比 VREF 大 25ms 为止。此后,PVARP 和 VREF 同时缩短, 但维持二者间 25ms 的延伸空间。如果 PVARP 和 VREF 设置值差异小于 25ms, 则两个值将同时变化。该算法可以持续缩短不应期,直至程控的“最短 PVARP/VREF”参数的设置值。

当打开频率适应性 PVARP/VREF 功能时, 需要程控允许的 PVARP 和 VREF 的最短值。可程控数值为 120~230ms(步长为 10ms),默认值为 200ms。

大多数各种类型的起搏器都有此功能,包括单腔起搏器(AAIR and VVIR)及双腔起搏器 (DDDR,DDIR,VDDR,DVIR)。

尽管频率适应性 PVARP/VREF 似乎是一个复杂或者受到很多限制的功能,但当临床医生想使患者具有一个更高的 MTR 而不影响起搏器的整体表现时, 其是一个很有价值的功能。另外,这一功能使起搏器具有更长的感知窗,从而减少或消除竞争性起搏。较短的不应期意味着会有更多的心房活动被感知,结果当发生快速性心房活动时,能更及时地发生模式转换。

谁将会受益于频率适应性 PVARP/VREF?

- 常发生高频率的自身心房事件并依赖于模式转换的患者
- 需要比平常高的 MTR 的患者 (活动量大者,尤其是运动员)
- 存在或可能发生竞争性起搏的患者

可程控的心房绝对不应期

由于这个特殊功能只能用于心房单腔起搏器,因此用途不广。虽然心房单腔起搏器不常见, 但该功能可使医师在 AAI 与 AAIR 工作模式 (还有 AAT、AATR、OAO 以及 OAOR 模式)中,避免远场 R 波感知,进而更好地感知 P 波。

任何心房事件, 不管是起搏事件(A)还是感知事件(P)都将启动一个不应期,该不应期分为两部分:心房绝对不应期(在这段时间内,感知器看不到任何信号)及紧随其后的相对不应期 (这段时间感知到的所有信号都被归类为噪音“noise”,并能启动噪音反转功能), 直到心房相对不应期结束,起搏器才开始感知心房事件。

本功能使医生能程控心房绝对不应期值,因此在心房总不应期(可程控的绝对不应期加上心房相对不应期)不变的情况下,“绝对不应期”与“相对不应期”的时间比例发生改变。这个参数的设置基于以下事实：有时心房起搏器能感知心室活动(被称为远场R波)并不适当地将其归类为噪音(导致起搏器发生噪音反转)，或不适当地感知这一信号(导致起搏器计数，把其当成一次心房感知事件)。通过将心房绝对不应期程控得足够长，以覆盖可能被心房通道感知的心室活动，就可能有效地解决这一问题(图16.8)。

当试图优化单腔心房起搏器的计时间
143 期，尤其是存在远场R波感知的可能时，该功能十分重要。

负向AV/PV滞后及搜索

带搜索的滞后能鼓励患者的自身心律，对多数患者来说，自身心律的血流动力学优于起搏心律，因而目前起搏器的很多功能都是鼓励自身心律。然而，对某些患者来说，情况却大不相同，他们更多地受益于起搏而非自身活动，这恰恰是与鼓励自身心律相反的功能：即负向AV/PV滞后及搜索功能。负向AV/PV滞后及搜索功能将鼓励起搏器起搏心室，如果患者的血

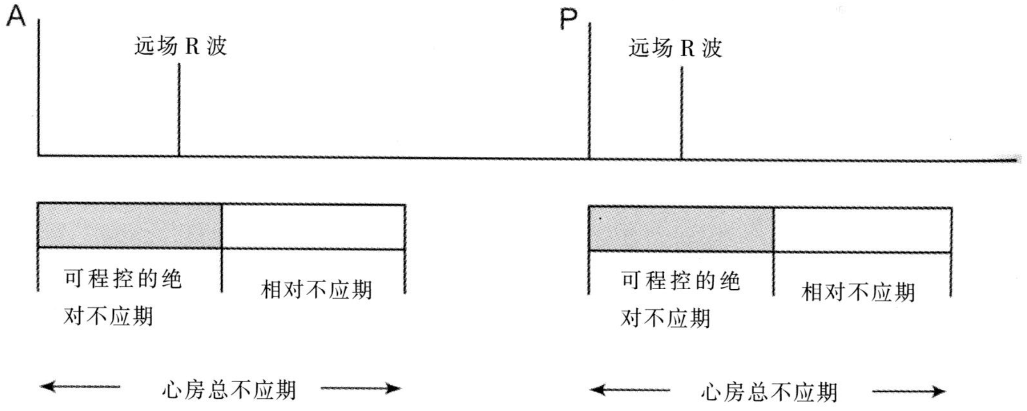

图16.8 心房绝对不应期可程控功能 心房总不应期由绝对不应期及相对不应期组成，延长绝对不应期时，允许医生控制心房事件激活起搏器对其计数及发生反应。

流动力学受益于持续起搏，那么这个功能是有用的。该功能的一个适应证是需要心室起搏的肥厚型梗阻性心肌病，另外还用于双室同步化起搏中，通过促进心室起搏以改善左右心室活动的同步性。

打开负向AV/PV滞后及搜索功能时，需要程控一个负向缩短值，经常设置为-40ms。任何心房事件，无论感知的P波还是起搏的A波，都能启动该功能。如果在正常的AV/PV间期内感知到自身心室事件，起搏器将AV/PV间期在原来AR/PR的基础上缩短一个程控的变量值。图9的例子是40ms，因此，如果在AV间期结束前感知到自身的心室事件，并且测定的AR为140ms时，该功能自动将AV间期缩短至100ms(140-40=100)，自动缩短AV/PV间期后将鼓励心室起搏(图16.9)。

当程控负向AV/PV滞后及搜索时，还需要程控另一个非常重要的参数：最短的AV/PV间期值，该参数限定了AV/PV间期

的最小值，即 AV/PV 间期不会被缩短得比该值还短。通过程控一个合适的最短AV/PV 间期值，可以确保心房与心室活动时间的适当匹配。

同常规的滞后功能一样，负向 AV/PV 滞后带有搜索功能，将 AV/PV 间期延长，允许起搏器搜索自身活动。

由于大多数起搏器患者更大程度地获益于自身心搏而非起搏，所以对他们来说，负向 AV/PV 滞后及搜索功能常规不应用。而对那些需要长期鼓励心室起搏的患者，该功能非常有价值。

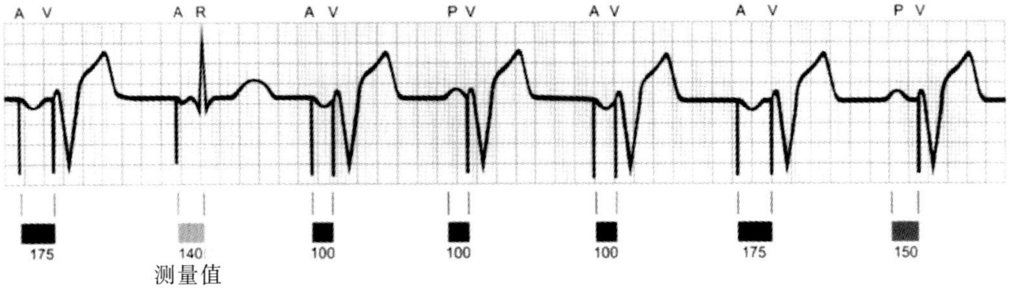

程控的 PV 间期=150ms
程控的 AV 间期=175ms
程控的负滞后变量=-40ms

图 16.9 负向 AV/PV 滞后及搜索功能 本图显示，负向 AV/PV 滞后及搜索功能打开时，PV 间期为 150ms，AV 间期为 175ms。程控的负滞后变量为 -40ms，该功能通过缩短 AV 或 PV 间期而促使心室起搏

144 参考文献

1 Binner L, Messenger J, Sperzel J *et al.* AutoCapture enhancements. *PACE* 2003; **26** (1 Part 2): 221–4.

2 Carlson MD, Ip J, Messenger J *et al.* A new pacemaker algorithm for the treatment of atrial fibrillation: results of the Atrial Dynamic Overdrive Pacing Trial (ADOPT). *J Am Coll Cardiol* 2003; **42**: 627–33.

3 Danilovic D, Ohm OJ. Pacing threshold trends and variability in modern tined leads assessed using high - resolution automatic measurements. *PACE* 1999; **22** (4 Part 1): 567–87.

4 Erdinler I, Akyol A, Okmen E *et al.* Long-term follow-up of pacemakers with an AutoCapture pacing system. *Jpn Heart J* 2002; **43**: 631–41.

5 Orem RC, Ahmad S, Siudyla P. A novel approach to the management of symptomatic, junctional and ectopic rhythms. *J Interv Cardiac Electrophysiol* 2003; **9**: 353–6.

本章要点

- 只有部分起搏器具有高级功能而其只适合于一小部分患者。
- 自动阈值夺获功能通过逐跳确认夺获,一旦发生失夺获则发放安全备用脉冲而保证患者的安全性。该功能的起搏输出只相当于常规设置的安全范围的1/2范围甚至1/3,因而使用较低的电能就能可靠地起搏心脏。
- 自动阈值夺获系统工作时自动监测起搏刺激反应(ER),这是心脏对夺获的正常反应。
- 房颤抑制算法是为预防房颤的发作而设计的动态心房超速起搏算法。
- 在美国,房颤被列为第一位的心律失常,而且与一些疾病的高发有关,包括房颤患者脑卒中的风险增加。
- 房颤抑制算法是当起搏器感知到较快的自身心房活动(高于当时的起搏频率)时,会自动在该时起搏频率的基础上稍升高起搏频率(5-10次/分)以超速起搏心房。
- 虽然目前尚无准确的统计数据,但许多起搏器患者在植入起搏器时就患房颤,而且更多的患者随着疾病的进展而新发房颤。
- 频率适应性PVARP/VRE功能在保持二者间适当关系(相差25ms)的前提下,使这些计时间期可以随着频率的变化而调整,但受限于程控的最短PVARP/PARP值。其优势在于为临床医师在不影响起搏效应的前提下,能程控更高的最大跟踪频率提供更大的灵活性。
- 频率适应性PVARP/VRE功能也有益于减少竞争性起搏,即患者存在自身心电活动时,起搏器仍然发放起搏脉冲(自身活动完全落入PVARP或VREF而不被计数,通过缩短PVARP与VREF,使更多的自身活动"暴露"于心房感知期,而被感知并适当计数)。
- 可程控的心房绝对不应期只可用于单腔心房起搏器。该功能能预防对心室活动的远场感知,这种远场感知有时被起搏器不恰当地认为是自身的心房活动。
- 负向AV/PV滞后是与常规AV/PV滞后作用相反的功能。常规滞后功能促进自身的心室活动,而负向AV/PV滞后促进心室起搏。

(张楠　译)

附 录

起搏器系统化随访精要

145 大部分起搏器手册和临床医生谈到起搏器的频率时，都以每分钟发放的起搏脉冲次数(pulses per minute，ppm)来表示，但是起搏器和程控仪则常用毫秒为单位(milliseconds，ms)的起搏间期表示起搏频率。起搏器频率转换成起搏间期或 ppm 转换为 ms 的公式是 60 次/分=1000ms。换言之，起搏器设定基础频率为 60 次/分时相当于起搏间期 1000ms。转换表见图 A.1，用之可将频率转换成脉冲间期，反之亦然。

进行单腔起搏器系统化随访时，应遵循以下步骤(图 A.2)。

1. 采集信息(常规心电图、磁铁频率心电图、询问、程控设置)。

2. 用非磁铁心电图测量以毫秒为单位的自身心动周期或起搏间期。再将其转换为每分钟次数(ppm)。

3. 通过心电图上起搏脉冲后有无相应心腔的除极波验证夺获情况。寻找异常波形(例如宽大或异常 QRS 波表示室性早搏或完全左束支阻滞）以及是否有融合波。如果有起搏器发放的起搏脉冲信号而未能引起 QRS 波群时，需要分析是否存在夺获的可能。换言之，起搏脉冲与心肌不应期是否有关？落入心肌不应期内的起搏脉冲不能夺获心脏，其称为功能性失夺获，意味着起搏信号不可能引起夺获。

换算表

ppm	ms
30	2000
35	1714
40	1500
45	1333
50	1200
52	1154
54	1111
56	1071
58	1034
60	1000
62	968
64	938
66	909
68	882
70	857
72	833
74	811
76	789
78	769
80	750
82	732
84	714
86	698
88	682
90	667
92	652
94	638
96	625
98	612
100	600
110	545
120	500
130	462
140	429
150	400
160	375
170	353
180	333
190	315
200	300

图 A.1 起搏心率与间期换算表

4. 通过自主心脏活动是否抑制起搏来验证起搏器的感知功能。另外一个验证感知功能的方法是：观察自主的 QRS 波群是否引起起搏器逸搏间期的重新计时。

5. 评估患者潜在的自主节律。

6. 资料存档

当进行双腔起搏器系统化随访时，需 146
遵循以下步骤（图 A.3）。

1. 采集信息（常规心电图、磁铁频率心电图、询问、程控设置）。

2. 用非磁铁频率心电图测量以毫秒为单位的 VA 或 AA 间期。再将其转换为

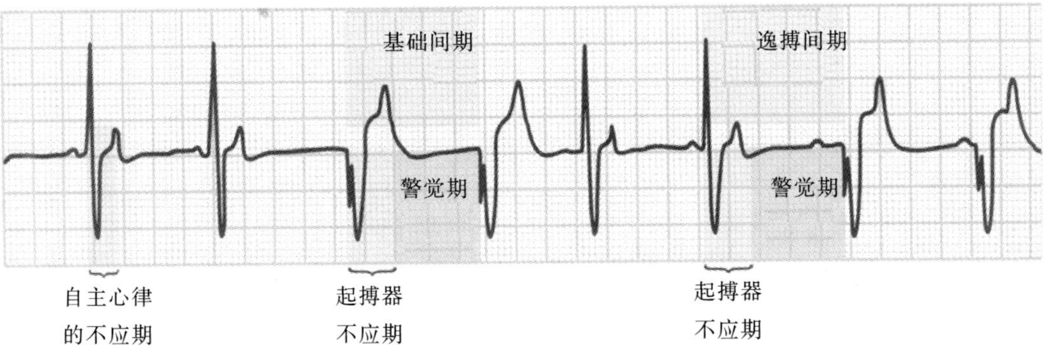

图.A.2 单腔起搏心电图

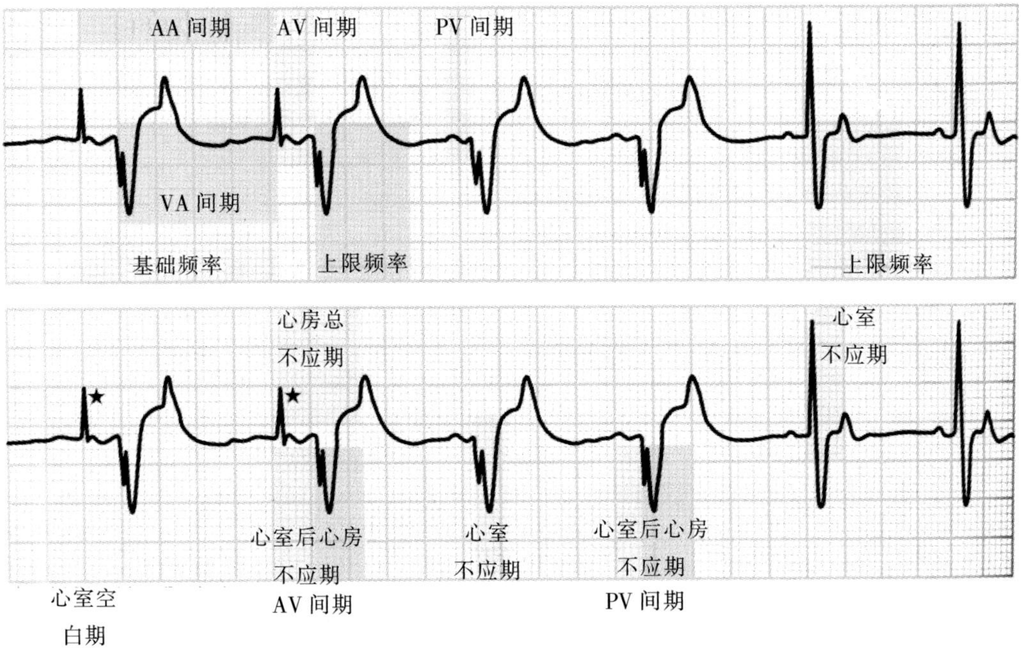

图 A.3 双腔起搏心电图

每分钟次数(ppm)。

3. 测量 AV 和 PV 间期。

4. 评估心房夺获情况　体表心电图通常很难看到心房起搏夺获的 P 波,因而常通过寻找心房起搏信号后紧随的窄 QRS 波群(正常 PR 间期)而间接验证,没
147 有高度房室阻滞时,其可能是评估心房夺获的最佳方法。

5. 评估心室夺获情况　心室夺获的证据是紧随心室起搏信号之后存在宽大或异常的 QRS 波群或室性融合波。

6. 通过观察自主心房 P 波后是否有紧随的心室起搏评估心房感知情况。如果起搏器是以心室为基础的计时间期(VV 计时),则从心室事件起测量 VA 间期(基础频率间期减去 AV 间期)。当 P 波在心房总不应期 (Total Atrial Refractory Period, TARP)之外出现,其应该能抑制起搏器发放心房起搏脉冲(没有心房起搏信号)。如果起搏器以心房为基础的计时方法(AA 计时),则使用 AA 间期测定心房事件。同样,如果 P 波在心房总不应期(TARP)之外出现,应该能抑制起搏器发放心房起搏脉冲。

7. 评估心室感知功能　当起搏器是以心室为基础的计时间期时,测量心室事件间期,观察此期间内的自主心室事件是否能抑制起搏器发放下一次的心房和心室的起搏脉冲。评估心室感知功能的另一方法(对以心室间期为基础和以心房间期为基础的双腔起搏器均适用)是找到心房事件并测量程控的 AV 间期。如果有 QRS 波群落入这个间期、并能抑制下一个心室起搏脉冲发放时,则有心室感知。

8. 了解患者潜在的自主节律并评估患者对起搏器的依赖程度。

(蒋净宇 朱晓明 译)

附 录

名词解释

149 **accelerometer 加速度计**

一种用于频率适应性起搏器的体动传感器,其可以从空间平面角度体察患者的活动情况。

action potential 动作电位

心肌细胞除极、复极并恢复至静息膜电位水平的过程中,细胞膜内外电位差变化的 5 个阶段(0~4 相)形成了动作电位。

activate-fixation mechanism 主动固定装置

电极导线的一种固定方式,通过其远端的配件直接旋入心内膜心肌。最常见的主动固定电极导线具有可旋出及可旋回的螺旋结构。

acute-to-chronic threshold change 急性期到慢性期阈值变化

起搏器植入时起至植入后 8 周出现的阈值变化趋势。其特点为开始阈值很低,2~4 周前后迅速升高, 然后逐渐下降,至 8 周左右基本稳定。急慢性阈值过度变化见于早期导线以及非类固醇洗脱导线。类固醇洗脱导线以及后来的非类固醇洗脱导线的急慢性阈值变化都不会表现得如此明显。

alert period 警觉期

起搏器的计时间期里,起搏器的感知器对自身信号既能感知又能触发反应的时间间期。双腔起搏器的心房通道及心室通道都有警觉期,即心房警觉期及心室警觉期。

algorithm 算法

为了某些特殊目的,起搏器内设置的一些特殊工作原则。例如,房颤抑制算法就是为了预防房颤发作而特别设计的动态心房超速起搏。

anode 阳极

电路的正极。

asynchronous pacing 非同步起搏

只起搏不感知的工作模式(VOO,AOO,DOO)。表现为不论患者的自身活动是否存在,起搏器都会按照其固有的计时间期进行起搏。除进行某些特殊测试或某些特殊情况下, 非同步起搏模式很少使用。

atrial contribution to ventricular filling 心房对心室的充盈

一个心动周期中,心房收缩、心室舒张的时间段。该时间段中,心房将其血液回流入心室,迫使心室进一步舒张以接纳心房内的血液。

atrial kick 心房辅助泵

心房收缩时进一步充盈心室的作用。

atrial diastole 心房舒张

位于心脏靠上部位的心房腔舒张。

atrial systole 心房收缩

位于心脏靠上部位的心房腔收缩。心

房收缩时可将辅助血液流入心室。

atrialventricular(AV) node　房室结

位于房间隔右侧、冠状静脉窦开口附近的一组非常特殊的心肌细胞。房室结对心房传导来的电活动有轻微的延迟作用，以使心室有恰当的收缩时间。

atrium　心房

位于心脏靠上部位、外形较小、壁较薄的两个心腔，即左房与右房。(复数：atria)

Auto Rest Rate　自动静息频率

为模拟人体自然的生理状态，当患者睡眠或充分休息时，起搏器会自动降低起搏频率。

automaticity　自律性

某些心肌细胞（尤其窦房结细胞)能自动产生电活动的特性。

AV block　房室阻滞

也称心脏阻滞。指起源于窦房结的电活动在房室传导系统中发生传导延迟(有时是完全阻滞）形成的心律失常的总称。房室阻滞按照阻滞程度分为三度。

AV delay　AV 间期

双腔起搏器的计时间期中，由起搏的心房事件所触发的一段时间间期，如果在该间期内未感知到自身心室活动，则在该间期结束时起搏器发放心室起搏脉冲。

AV synchrony　房室同步

150 1:1 的房室顺序的收缩与舒张为房室同步，患者从房室同步中获益最大。

base rate　基础频率

有时也称低限频率。是指临床医生程控的起搏频率(每分钟起搏的次数，或以 ppm 表示)。基础频率一般的程控范围为 60~80 次/分。

bifascircular block　双分支阻滞

传导系统疾病，一般是在右束支阻滞的基础上，左束支两个分支中的一支又发生了阻滞(左前或左后分支阻滞)。

bipolar　双极

指远端有两个电极的电极导线或能连接这类电极导线的脉冲发生器。

biventricular pacing　双室起搏

植入左、右心室的电极导线都有起搏与感知功能。双室起搏需要特殊的脉冲发生器，常被称为心脏再同步化治疗(CRT)装置。

blind subclavian stick　锁骨下静脉盲穿

参见 Seldinger 技术

BPG　英国起搏专业组织的缩写。负责开发及更新起搏器编码的组织。

brady-tachy syndrome　慢快综合征

心律失常的一种，表现为心脏的频率太慢(心动过缓)或太快(心动过速)的情况交替出现。给这种患者植入起搏器后，则医生治疗心动过速时，可以不用担心可能恶化的心动过缓，这种情况下的起搏治疗具有特殊的意义。

bradycardia　心动过缓

也是一种心律失常，表现为心脏的频率过慢。心动过缓对运动员可能合适，但大部分心动过缓患者的心率不足以满足其日常生活需要。心动过缓可以是慢性的，也可以是间歇发作的，因此有时无症状。

can　机壳

常用俚语，指脉冲发生器本身的外壳。

capture　夺获

输出的起搏脉冲引起心脏除极。

capture threshold　阈值夺获

参见起搏阈值。

cathode　阴极

电路的负极。

chronaxie 时值

在强度−时间曲线上，两倍基强度电压所对应的脉宽值。通常这点位于曲线的最内侧。一般认为如果输出脉冲是时值这一点所对应的电压与脉宽,则安全度很高。

class Ⅰ pacing indication Ⅰ类起搏适应证

来自于证据和/或(医学专家的)意见一致认为起搏对该类疾病有益、有用、有效。

class Ⅱ pacing indication Ⅱ类起搏适应证

来自于证据和/或(医学专家的)意见在起搏对该类疾病的有用性或有效性方面存在分歧，Ⅱa类适应证指总体更倾向于起搏治疗对该类疾病有用、有效。Ⅱb类适应证指总体更倾向于起搏治疗对该类疾病无用、无效。

class Ⅲ pacing indication Ⅲ类起搏适应证

来自于证据和/或医学专家的意见一致认为起搏治疗对该类疾病无用、无效，甚至有害。

coaxial lead 同轴电极导线

一个导体被另一个导体包裹的双极电极导线。

complete heart block 完全性心脏阻滞

三度房室阻滞。

conduction disorders 传导系统疾病

由心脏的电传导系统工作不正常所引起的疾病总称,心律失常就是传导系统疾病。

conduction system cells 传导细胞

能将心脏产生的电激动恰当传至整个心脏的特殊心脏细胞。

connector 连接器

有两部分含义:①起搏器上部很明显的环氧化物头端,能插入一根或多根电极导线的尾部,这部分也称作接口(header)。②插进脉冲发生器连接器的电极导线尾部部分。

contractility 收缩性

心肌细胞可以缩短然后恢复至原始长度的特性。该特性能使心肌细胞伸展然后快速回缩至它们的初始长度。

DBS

利用特殊的冶金技术（从银中抽丝）制成的一种铜焊导线。

depolarization 除极

由心肌细胞的电位变化(从内负外正变为内正外负)引起的心脏收缩。另外,单个的心肌细胞的除极和心脏收缩也称为除极。

dual- chamber pacemaker 双腔起搏器

心脏的右房与右室植入的电极导线都有起搏与感知功能的起搏器。双腔起搏器有两根电极导线（一根是心房电极导线,另一根是心室电极导线)。

electrocardiogram(ECG 或 EKG) 心电图 151

从体表记录到的心电活动。心电图常常用来评估非起搏患者的心脏活动。起搏器患者除了可以描记心电图外,临床医生评估起搏活动更常利用起搏器电极导线采集到的腔内心电图。

electromagnetic interference 电磁干扰

指电磁场产生足够的能量可以影响起搏器或其他植入装置。常常缩写为EMI。

electophysiologist (EP) 电生理学家

心脏电生理专业的医生,并且是应用电学治疗心律失常的专家(如起搏器及ICD)。

electrophysiology study(EPS) 电生理检查

为了检查患者的心脏传导系统以及可能发生的心律失常,由电生理学家在电生理实验室进行的一系列测试。

Elgiloy 埃尔吉洛伊非磁性合金，埃尔吉洛伊耐蚀游丝合金

在许多工业领域广泛使用的一种特殊合金的商贸名称，包括用于制作起搏电极导线的电极。

escape interval 逸搏间期

起搏器的计时间期中，从一次感知或起搏事件到同一心腔下一次的起搏或感知事件的时间间期。

escape rhythm 逸搏心律

不是由窦房结，而是心脏其他部分产生的电脉冲形成的主导节律。逸搏心律可以起源于心室并且频率比健康心脏窦房结发出的电脉冲频率慢得多。

extendable-retractable lead 可伸缩导线

这种导线的远端附有一种类螺丝锥的固定元件，除非医生想将导线固定于心脏的某一部位，否则，这个类螺丝锥的结构则完全缩于导线体内。可以使用多种方法(直接旋转导线本身或采用一种特殊工具间接旋转导线)，使螺丝锥样的结构旋出而固定于心肌内。在外科操作时，当需要重新固定导线时，螺丝锥可从心肌内被旋出，再被固定于心脏的另一部位。

fascicular block 分支阻滞

当左束支的左前分支或左后分支存在传导延迟或阻滞时所引发的传导疾病。当这两个束支的功能都受损时，就形成左束支阻滞。

fast sodium channels 快钠通道

心肌细胞膜具有的、能允许钠离子快速出入的通道，这种通道能使电能快速传导，进而使心肌除极。

filar 丝

在导线中使用的金属丝。有些导线是单丝(单股)的，而有些导线是多丝(多股)的。

fixation mechanism 固定装置

指位于电极导线远端并能固定于心脏的结构。典型的固定机制包括被动固定电极及主动固定电极。

French

直径的测量单位，尤其被用于表示电极导线以及鞘的直径大小。

gap junction 缝隙连接

也称作闰盘。存在于心肌细胞间、由特殊物质形成的一种三明治结构，该结构可使电激动在细胞间快速传导。

header 接口

指脉冲发生器的环氧化物连接器头端，可以插入一根或多根电极导线的尾端。

heart block 心脏阻滞

也称为房室阻滞。指起源于窦房结的电脉冲在房室结发生传导延迟及阻滞(有时是完全阻滞)而形成的心律失常的总称。心脏阻滞按阻滞程度分为三度，其中一度心脏阻滞的病情最轻。

hemiblock 半阻滞

也称为分支阻滞，指左前分支阻滞或左后分支阻滞的一种。

histogram 直方图

可以从程控仪获取的一种以图解的形式描述的数据图。常见的一种直方图是以柱图的形式显示以频率快慢不同的心率分布。

housekeeping current 维护电流

即使起搏器在没被使用(包括脉冲发生器植入体内之前)前，脉冲发生器所消耗的电能。

HRS 心脏心律学会

原来的北美起搏与电生理学会(NASPE)，

该组织倡导并促进对心律失常患者进行积极的治疗。

hybrid　混合体

起搏器内的一块小板，在板上适当的位置胶合着许多环路、元件、芯片以及其他元件（如加速度计）。

152 **hypersensitive carotid sinus syndrome　颈动脉窦高敏综合征**

指易感人群对颈动脉窦的刺激产生过度反应，进而引起晕厥或晕厥前症状。颈动脉窦高敏反应被定义为由颈动脉按压所引起的窦性停搏或房室阻滞，进而导致心脏停搏 3 秒以上或有症状的血压降低，或二者兼而有之。

hysterisis　滞后

多数起搏器都有的一个可程控参数。该频率低于起搏器的基础频率，其功能在于鼓励自身心律，即感知事件后的计时周期按滞后频率工作。只要感知到自主活动，脉冲发生器就会以程控的滞后频率间期工作。没有感知到自主活动时，脉冲发生器将以程控的基础频率工作。

ICHD　心脏病资源社会内部委员会

该委员会率先提出了起搏器编码。

impedance　阻抗

起搏时，对抗自然电流的所有力量。

intercalated disk　闰盘

也称缝隙连接，指位于相邻心肌细胞间的一种特殊结构，该结构可快速传递细胞间的电能。

Intracardiac electrogram（IEGM）　心腔内电图

心腔内电图同心电图一样，代表心脏的电活动。但心腔内电图是由位于心脏内的电极而记录，而心电图则是通过体表电极记录。起搏器可将心腔内电图传送至程控仪。起搏器通过心腔内电图“看到”心脏自身电活动，其可能比体表心电图在评估起搏功能方面更有价值。

ion　离子

能出入心肌细胞半透膜并改变细胞极化状态的带电荷的粒子。离子既可带正电荷（阳离子）也可带负电荷（阴离子）。

IS-1　起搏器国际标准接口的缩写

有两方面的含义：①插入脉冲发生器接口的部分是直径 3.2mm 的电极导线；②与同样电极匹配的起搏器接口。IS-1 电极导线与脉冲发生器接口是目前全世界最常用的。

J lead　J 形导线

远端呈特殊 J 形的电极导线，用于植入右心房。

lead　电极导线

一端连接脉冲发生器接口、另一端固定于患者心脏的绝缘线。导线既能感知患者的自身心电活动，又能发放起搏脉冲。

left bundle branch block　左束支阻滞

左前分支与左后分支功能均受损的传导系统异常，常缩写为 LBBB，心电图通常表现为带切迹的宽 QRS 波群。

longevity　寿命

起搏器的使用年限。由于起搏器的使用年限受许多因素的影响，包括起搏比例、起搏输出的设置及其他变量等，大多数厂家都会给出产品的预计寿命。临床应用的同一型号的起搏器植入不同患者体内，他们的实际使用寿命大不相同。

lower rate limit　下限频率或低限频率

参见基础起搏频率。

magnet behavior　磁铁行为

参见磁铁模式。

magnet mode　磁铁模式

当磁铁置于植入的脉冲发生器上方时（导致弹簧片关闭），发生的特殊起搏模式。尽管不同起搏器的磁铁模式表现不同，但总体而言，此时起搏器的绝大多数高级功能关闭，而表现为固率的、非同步起搏，也称为磁铁行为。

maximum tracking rate (MTR or max track) 最高跟踪频率

起搏器的一种"限速"行为。是指起搏器能够允许 1:1 跟踪心房而起搏心室的最快频率。当起搏器感知到的心房活动超过该频率时，心室对心房不会进行 1:1 的跟踪起搏。

membrane potential 膜电位

心肌细胞膜内外的电位差，以毫伏(千分之一伏)为测量单位。膜电位的变化可引起心脏收缩或舒张。

minute ventilation 每分通气量

用于频率适应性起搏器的一种传感器系统。这种传感器通过测量经胸阻抗，可以测量呼吸频率及潮气量，计算出每分通气量，并与静息状态的基础值比较，以调整起搏频率。

Mobitze Ⅰ 莫氏Ⅰ型房室阻滞

参见二度Ⅰ型房室阻滞。

Mobitze Ⅱ 莫氏Ⅱ型房室阻滞

参见二度Ⅱ型房室阻滞。

mode switching 模式转换

许多双腔起搏器具有的一种特殊功能，当患者发生快速房性心律失常时，起搏器可以改变工作模式。即当起搏器感知到快速的自身心房活动时，双腔起搏器将
153 关闭心房通道。有时也被称为"自动模式转换(AMS)"。

MP35N

一种被普遍用于起搏电极导线的镍合金。

multisite pacing 多部位起搏

基于起搏器的治疗方法，包括在左房与右房均有感知和起搏功能的多部位心房起搏，以及在左室与右室均有感知和起搏功能的多部位心室起搏两种。

myocardial cells 心肌细胞

心肌内具有收缩功能的细胞，正是这些细胞使心肌既能收缩，又能舒张。

myocardial leads 心肌电极导线

起搏电极导线的一种，或通过螺丝拧进心外膜心肌或者通过补片缝至心外膜心肌，也称为心外膜电极。需要开胸手术才能植入，目前仅用于一些特殊情况。

Myopotential 肌电

肌肉噪音，被起搏器感知并不恰当地误认为心脏活动。

NASPE

北美电生理与起搏学会，参见 HRS。

NBG code NBG 编码

一种官方缩写编码，用以描述起搏器可能表现的最高级别的工作模式，并且该编码也广泛用于临床描述可程控的起搏模式，该编码包括 3~5 个英文字母以描述不同起搏器的功能与特点。

nerocardiogenic syncope 神经心源性晕厥

几种由神经反射引发的低血压反应的总称，其特点为心动过缓与外周血管扩张，其中血管迷走性晕厥最常见。

Ohm'law 欧姆定律

电路内各参数之间关系的法则，表达式 V= IR，其 V 代表电压，I 代表电流，R代表阻抗。

output pulse 输出脉冲

由起搏器产生并发放至心脏的电能。其大小用脉冲振幅(电压，单位为伏特)及脉宽(时间，单位为毫秒)表示。

overdrive suppression 超速抑制

心肌细胞的一种特性，表现为在特定

时间内,只允许一个电脉冲传导。这意味着当第一个脉冲进入传导径路后（例如,来源于窦房结的电脉冲)就会控制整个心脏并抑制在其之后其他部位可能形成的电脉冲,超速抑制可以是生理的(例如,窦房结心律可以抑制逸搏心律,所以它是心脏正常的主导节律点)，也可以是起搏器的一种算法（心房起搏可以超速驱动心房)。

oversensing　感知过度

起搏器一种常见的感知异常,指起搏器不适当地感知了其他电信号。其可导致由于起搏器察觉了实际上不存在的自身心脏活动从而不适当地抑制起搏。典型的感知过度可致起搏抑制,心电图表现为长间歇。

pacemaker　起搏器

用于管理有症状的心动过缓及其他心脏传导疾病并可植入体内的低压电装置。从技术角度来讲,起搏器包括脉冲发生器及电极导线,但有时仅指脉冲发生器本身。

pacemaker-mediated tachycardia (PMT)　起搏器介导的心动过速

一种由起搏器促发的快速心室率反应。PMT 不是由起搏器引起,但它的维持需要起搏器参与。即一旦这种心动过速开始,起搏器即参予折返环路。

pacemaker Wenckbach　起搏器的文氏现象

起搏器上限频率行为的一种,表现为 PV 间期逐渐延长直至一个 P 波落入 PVARP,而无对应的心室事件。也被称为假文氏行为。

pacing interval　起搏间期

相邻两个起搏事件之间的时间间期,单位是毫秒。如临床医师将起搏器的基础起搏频率程控为 60 次/分，则起搏间期为 1000ms。

pacing system analyzer (PSA)　起搏分析仪

一种手持的、用于术中测试起搏系统参数的小装置。

pacing threshold　起搏阈值

能够稳定夺获心脏（引起心肌除极）的最小能量。有时也被称为刺激阈值或夺获阈值。

parallel-wound coils　平行缠绕电极

一种双极电极结构,两个导体彼此绝缘但被包裹于一个线圈。

passive filling of the ventricles　心室的被动充盈

指心室舒张期,左心室(或右心室)完全舒张,室内压降低,二尖瓣(或三尖瓣)开放，血液由心房回流到压力更低的心室。

passive-fixation lead　被动固定导线

通过远端的翼(更常见)或鳍将电极
导线固定于心脏内的肌小梁等自然解剖 154
结构的电极导线。

PMT termination algorithm　PMT 终止算法

某些起搏器具有的、有助于预防或中止起搏器介导的心动过速的特殊功能。

pocket　囊袋

脉冲发生器植入人体的部位,常常位于患者非优势侧的上胸部。切口平行于锁骨,大约 1 英寸深,达胸大肌。

polarization　极化

在电学系统中,可预测的带电荷粒子的流动形式。在起搏中,极化常常表现为电极周围离子的移动。

port　插孔

位于脉冲发生器的头端、插入电极导

线尾端的地方。单腔脉冲发生器有一个插孔，双腔脉冲发生器有两个插孔，双室起搏的三腔脉冲发生器有三个插孔。

programmer 程控仪

对植入的起搏器有程控、随访功能的仪器。

pseudo-Wenckbach 假文氏行为

参见起搏器的文氏行为。

pulse amplitude 脉冲电压

起搏器的一项可程控参数，用以定义输出脉冲电压的大小，单位为伏特，升高脉冲电压是增加起搏脉冲能量的一种有效方法。

pulse duration 脉宽

参见脉宽(pulse width)。

pulse generator 脉冲发生器

植于胸壁、能发放电脉冲而起搏心脏的装置。尽管这种装置被称为起搏器，但实际上起搏器包括脉冲发生器与电极导线两部分。

pulse width 脉宽

起搏器的一项可程控参数，单位为毫秒，是指起搏器发放的起搏脉冲的持续时间。有时也写作 pulse duration。

Purkinje fibers 浦氏纤维

在心室的较低部位、传导心电活动的很细的网络，是心脏特殊传导路径的终末部分。

PV delay PV 间期

双腔起搏器的计时间期中，心房感知事件之后，起搏器等待自身心室活动的最长时间，超过该间期若仍无自身心室活动出现时，起搏器将发放心室起搏脉冲。PV 间期一般比 AV 间期稍短(大约 25ms)。

PVARP 心室后心房不应期

双腔起搏器的计时间期中，由心室事件启动的一段心房感知器的不应期。

rate drop response 频率骤降反应

某些双腔起搏器具有的特殊功能，该功能对患有神经心源性晕厥的患者有益。起搏器的滞后频率被程控为较高水平，因此平常起搏功能基本被抑制。当患者自身心率骤降而发生晕厥前兆时，起搏器会以较高起搏频率起搏，有助于提高暂时下降的心输出量。

rate adaptation 频率适应性

参见 rate response。

rate modulation 频率适应性

参见 rate response。

rate response 频率适应性

现代起搏器具有的一项功能，即起搏器可根据传感器感知的人体代谢需要的变化而调整起搏频率。常见的传感器包括体动传感器及每分通气量传感器。

rate - responsive AV/PV delay (RRAV/PVD) 频率适应性 AV/PV 间期

双腔起搏器中，起搏器的 AV/PV 间期可随心房频率的变化而自动调整，通常用于频率适应性起搏器，另外该功能对自身房率较快的患者尤其适用。

reed switch 弹簧片开关

脉冲发生器中一个类弹簧的小金属片，当其关闭时可形成一个使起搏器变为磁铁模式的电回路。

reentry circuit 折返环路

由心脏内的异常传导路径参与的闭环心电活动，并介导心动过速的发生。

refractory period 不应期

不应期的单位为毫秒，其既可以指生理不应期，即心脏对任何刺激不发生兴奋反应的时间段；也可以表示起搏器计时间期中感知器的不应期，它由感知器彻底关闭的绝对不应期及感知器只感知，但对感知到的电活动不作反应的相对不应期两部分组成。

repolarization　复极

细胞内外电位由“内正外负”恢复至“内负外正”的状态称为复极，心肌细胞的复极将引起心脏的舒张。

155 **resting membrane potential　静息膜电位**

心肌细胞在极化或静息状态下的电位，每个心动周期都使心肌细胞的膜电位恢复到静息电位水平。

rheobase　基强度

设置起搏脉冲参数时，如果脉宽被程控得足够长，则达到某强度的电压即可夺获心脏。然而，在强度–时间曲线上有一点，如果将电压的振幅程控为该点所对应的电压值，则即使再延长脉宽也不能夺获心脏。例如，如果电压为0.25V，即使脉宽被延长至1秒，对许多患者仍不能夺获心脏。即使延长脉宽仍不能夺获的这一点所对应的电压振幅被称为基强度。也就是该曲线变平坦的那个点所对应的电压值。

safety margin　安全范围

由于起搏阈值在每天的不同时间以及长期使用过程中都处于不断变化中，所以程控起搏器的输出脉冲时，为了确保能夺获心脏，需要将起搏输出程控值高于起搏阈值的水平，高于阈值的那部分起搏输出构成起搏脉冲的安全范围。通常在实际工作中，需先先测起搏阈值，然后将起搏脉冲的电压值设置为起搏阈值的2倍。

seldinger technique　seldinger 穿刺法

植入起搏器的一种静脉入路。指植入路径为通过穿刺针进入锁骨下静脉，而非静脉切开。也称作“锁骨下静脉盲穿法”。

sensing　感知

指起搏器能“看见”患者自身心脏的电信号并能对其进行反应的能力。通常可以通过调整感知灵敏度解决感知功能的异常。

sensitivity　感知灵敏度

调整起搏器感知功能的一项可程控的参数，增加其毫伏数值将降低感知灵敏度，降低其毫伏数值则增加感知灵敏度。

sensor　传感器

频率适应性起搏器中，能察觉患者生理需要的变化进而影响起搏频率的元件。例如体动传感器与温度传感器。

set-screws 固定螺丝

有助于电极导线的尾端牢固固定于脉冲发生器头端接口的连接装置。可使用脉冲发生器盒内装有的转矩扳手进行固定电极。

sick sinus syndrom　病态窦房结综合征

窦房结发放激动的频率太慢、太不规律甚至根本不发放激动的所有心动过缓的总称。病态窦房结综合征(SSS)包括窦性心动过缓、窦性停搏等。

single-chamber pacemaker　单腔起搏器

仅感知与起搏一个心腔的起搏器，通常为心室单腔。单腔起搏器只有一根电极导线。

sinoatrial node　窦房结

位于高位右房、能自动发放电脉冲的一组非常特殊的心肌细胞，窦房结有时也被称为心脏的天然起搏点。

slow calcium-sodium channels　慢钙–钠通道

心肌细胞的一种特殊离子通道，钠或钙离子通过该通道的速度相对较慢，可以延缓电传导。房室结细胞的细胞膜存在慢钠通道。

spike　脉冲信号

指心电图上的起搏脉冲信号。

Starlings' law of contractivity　Starlings 定律

阐明心肌收缩力与心肌细胞的被拉

伸长度直接相关性，心肌细胞被拉伸得越长，其收缩的力量就越大。

steroid-eluting lead　激素洗脱导线

远端有激素（常为地塞米松磷酸钠）小栓的电极导线，激素可减轻电极与组织界面的炎性反应，从而降低起搏阈值以及削弱急慢性阈值的强烈变化。

stimulation threshold　刺激阈值

参见起搏阈值。

strength-duration curve　强度-时间曲线

表示某患者的心脏夺获阈值曲线（横坐标为脉宽，纵坐标为电压），该曲线有其特殊形态。

stylet　钢丝

一根可弯曲的细导丝，可将其插入电极导线中，以提供足够的支撑力，使电极导线容易通过血管系统进入心脏。有时（在起搏器的包装盒内）提供多种硬度的钢丝。

supraventricular tachycardia　室上性心动过速

起源于心室之上，尤其起源于心房的心动过速。当高频心房事件引发快室率反应时，室上性心动过速(SVT)可以产生严重的后果。

synchronous pacing　同步起搏

156 输出脉冲与心脏自身活动同步的起搏模式(VVI，AAI，DDI，DDD 等)。

syncope　晕厥

头昏眼花并引起暂时性的意识丧失，晕厥是心律失常的常见症状，但也见于其他临床情况。

tachycardia　心动过速

心脏跳动过快的心律失常。心动过速常按照其起源部位而命名（房性心动过速、室性心动过速）。心动过速是具有潜在危险的心律失常。最致命的快速性心律失常是心室颤动。

TARP　心房总不应期

心房总不应期等于 PVARP 与 PV 间期之和，TARP 不能直接被程控，只可以通过改变 PVARP 及 PV 间期的设置间接调整。

threshold potential　阈电位

当细胞膜的内外电位差达到某一数值时，可引起心肌细胞的快钠通道开放，带正电荷的钠离子快速进入细胞内，心肌细胞除极并收缩，该电位称为阈电位。

torque wrench　扭矩扳手

脉冲发生器盒内放置的一种特殊小工具，用该扳手可以拧紧螺丝以确保电极导线牢固地与脉冲发生器的连接器接口连接。

transvenous lead　经静脉电极导线

起搏的一种电极导线，其被插进静脉，然后经操作沿着静脉进入心腔。

triggered pacing　触发起搏

感知事件引发起搏器在同一心腔发放一次输出脉冲的工作模式(VVT，AAT)，触发模式仅用于特殊的临床情况或进行测试时应用。

Type Ⅰ AV block　二度Ⅰ型房室阻滞

有时也称为莫氏Ⅰ型房室阻滞。这是二度房室阻滞的一种类型，其特征为 PR 间期逐渐延长，直至一个 QRS 波群脱落。通常 QRS 波群时限不增宽。其不同于一度房室阻滞，原因在于后者具有延长但稳定的PR 间期。

Type Ⅱ AV block　二度Ⅱ型房室阻滞

有时也称为莫氏Ⅱ型房室阻滞，也是二度房室阻滞的一种类型，其特征为PR 间期固定，QRS 波群周期性脱落（即只有 P 波而无相关的 QRS 波群）。QRS 波群可宽可窄，QRS 波群脱落可突然发生或表现为规律发生(例如 2:1 传导)。

undersensing　感知不良

起搏器常见的感知问题,即起搏器不能感知它应该感知到的信号,这可导致起搏器在本该被抑制的时候发放起搏脉冲。典型的感知不良可引起过度起搏,心电图表现为自身事件后规律的起搏行为。

unipolar　单极

所有远端只有一个电极的电极导线或者只能与这种电极导线相连接的脉冲发生器。这种起搏器的机壳是电路中的另一极,并与单极电极导线远端的电极共同形成电的回路。

upper rate behavior　上限频率行为

双腔起搏器中,心室起搏对自身快速心房率的反应方式。当自身心房率介于 MTR 与 TARP 的频率之间时,表现为起搏器的文氏现象,当自身心房率超过 TARP 的频率时,起搏器将表现为高度阻滞。

vasovagal syncope　血管迷走性晕厥

由能导致全身低血压、外周血管扩张、恶心、光敏性、有时还伴心动过缓的血管减压引发的一种神经心源性晕厥。估计大约 1/4 的神经心源性晕厥患者发作的都是血管迷走性晕厥。

vena cave　腔静脉

人体最大的静脉,能将去氧的静脉血由全身输送回心脏,腔静脉包括:上腔静脉(心脏上部)、下腔静脉(心脏下部)。

ventricles　心室

位于心脏较低部位的两个较大的心腔,其主要功能是泵血。

ventricular diastole　心室舒张期

心动周期中,心室舒张的时段。

ventricular systole　心室收缩期

心动周期中,心室收缩泵血的时段。

VS-1

代表电极导线及脉冲发生器接口的旧标准。VS-1 接口派生出 VS-1A(没有密封环的导线)及 VS-1B(有密封环的电极导线)两种接口。

(张楠 译)

索 引

Note: page numbers in *italics* refer to figures; those in **bold** to tables.